青年学者文丛

基层智慧医疗供应链资源整合优化研究

王墨竹　王晓康　姚建明　著

 北京邮电大学出版社
www.buptpress.com

图书在版编目（CIP）数据

基层智慧医疗供应链资源整合优化研究 / 王墨竹，
王晓康，姚建明著 . -- 北京：北京邮电大学出版社，
2024. -- ISBN 978-7-5635-7301-1

Ⅰ. R197.1-39

中国国家版本馆 CIP 数据核字第 2024EN5709 号

策划编辑：陶　恒　**责任编辑**：姚　顺　陶　恒　　**责任校对**：张会良　**封面设计**：七星博纳

出版发行：北京邮电大学出版社
社　　址：北京市海淀区西土城路 10 号
邮政编码：100876
发 行 部：电话：010-62282185　传真：010-62283578
E-mail：publish@bupt.edu.cn
经　　销：各地新华书店
印　　刷：河北虎彩印刷有限公司
开　　本：720 mm×1 000 mm　1/16
印　　张：13.25
字　　数：226 千字
版　　次：2024 年 8 月第 1 版
印　　次：2024 年 8 月第 1 次印刷

ISBN 978-7-5635-7301-1　　　　　　　　　　　　　　　　　定价：58.00 元

前　言

医疗卫生事业关系亿万人民的健康和千家万户的幸福,是重大民生问题。近年来,随着社会经济转型的不断加快,居民基本健康需求增长迅速并呈现多样化、多层次和个性化的特点。为了推动医疗资源优化配置,减轻居民就医负担和降低就医难度,以强化基层医疗为重点的分级诊疗体系建设被提上了党和国家的重要发展日程。以社区医院为代表的基层医疗卫生机构开始利用"互联网＋"的相关技术和机制来整合医疗领域线上和线下的多种资源,向社区居民提供便捷的、多样化的护理和诊疗服务,O2O社区医疗服务平台逐渐兴起。作为分级诊疗体系改革和社会办医模式相结合的一种新尝试,O2O社区医疗服务平台模式打破了人们对传统社区医疗服务模式"基础薄弱"和"质量偏低"的刻板印象。

然而,O2O社区医疗服务平台模式的发展需要经历一个逐步完善的过程,其在现阶段的运营过程中仍然存在一些问题,例如医患双方的匹配效率低、运营成本过高以及医疗资源服务的专业性良莠不齐等问题。这些问题不仅影响了患者的满意度,还制约了O2O社区医疗服务平台优势的发挥和长远的发展。从本质上讲,这些问题的根源往往在于O2O社区医疗服务平台的经营主体对医疗资源的不合理配置和利用。要解决这些问题,平台经营主体必须合理地选择、组织以及高效地利用各类医疗资源,例如康复服务资源、护理服务资源和信息技术服务资源等,从而实现满足不同患者就医需求的目的。

为此,本书结合企业管理、运筹管理领域的经典理论和前沿方法,结合当前基层社区医疗平台运行中面临的困境,针对不同类型的基层医疗服务模式,识别关键研究问题,从资源整合的角度提出破局之法。本书的内容安排如下。

第1章 引言。主要对研究背景、研究内容、技术路线及研究方法、研究意义等进行介绍。

第2章 文献回顾与研究综述。对O2O医疗服务模式、互联网医疗模式的运行特征及供需关系、供应链资源整合和患者满意度的研究进行梳理和总结,为本书提供借鉴。

第3章 O2O社区医疗服务平台供应链运作模式与整合特征分析。通过O2O社区医疗服务平台与传统社区医疗平台的对比,分析其供应链运行模式的特殊之处并总结其供需双方的特征,从中挖掘其供应链资源整合优化的重点和难点问题。

第4章 普通社区服务模式下的O2O社区医疗服务平台供应链资源整合。在普通社区服务模式下,社区患者主要以标准化医疗服务需求为主,患者治疗周期普遍较短。因此,需要重点解决满足患者种类多样的标准化需求与实现规模效应之间的矛盾,并在此基础上提高患者满意度、降低平台的整合成本、提高医疗资源的运作效率。

第5章 特殊社区服务模式下的O2O社区医疗服务平台供应链资源整合。在特殊社区服务模式下,社区患者需求内容极度分散,以个性化需求为主;需求在时间和地点上具有较大的不确定性;患者治疗周期普遍较长。因此,需要重点解决满足患者个性化需求与提高服务可靠性之间的矛盾,并在此基础上提高患者满意度、降低平台的整合成本、提高医疗资源的长期收益。

第6章 混合社区服务模式下的O2O社区医疗服务平台供应链资源整合。在混合社区服务模式下,社区患者需求内容呈现多层次、动态变化的特征,既有标准化需求,又有个性化需求;治疗周期复杂,既有长期治疗需求也有短周期治疗需求。因此,需要重点解决满足患者多层次、动态性需求与实现范围经济之间的矛盾,并在此基础上提高患者满意度、降低平台的整合成本、提高医疗资源的运作效率。

第7章 总结与展望。对本书的内容进行总结,指出创新点及研究不足,并指出未来的研究方向。

本书从运作层面入手,深入地分析了导致O2O社区医疗服务平台运作中出现效率低下和患者满意度下降等问题的根源,并提出了针对不同类型O2O医疗服务平台的供应链资源整合优化方法。

　　本书的研究成果能为 O2O 社区医疗服务平台实现对各类医疗资源的集中管控和共享提供一些初步的思路,在引导医疗资源改造、优化服务配置、保障医疗资源持续高效利用等问题上给出了创新思路和落地抓手。本书对相关领域的医务工作者和技术工作者具有一定的参考价值。

　　本书由北京邮电大学青年教师王墨竹、王晓康和中国人民大学商学院姚建明教授共同完成。由于作者水平有限,书中难免会有不足之处,希望读者批评指正,在此致以由衷的感谢。

作　者

目　　录

第1章 引 言

1.1 研究背景

社区医疗机构通常指以服务城市/城镇社区居民和农村社区居民为主要任务的基层医疗卫生机构,主要提供公共卫生和基础医疗服务。在"新医改"之前,社区医疗机构由于服务基础薄弱、服务质量偏低等问题,逐渐被边缘化,导致社区患者就医不便、医疗费用负担加重,加剧了我国医疗资源分布不均衡的情况(董志勇 等,2020)。随着社会经济转型的不断加快,居民基本健康需求增长迅速并呈现差异化、多层次和个性化的特点,完善基层医疗卫生体系被提上重要日程。2009年,我国开启了"新医改"的征程,以合理配置医疗资源,持续推进分级诊疗体系建设为重点任务,力争实现"减轻居民就医费用负担,切实缓解看病难、看病贵"的近期目标和"建立健全覆盖城乡居民的基本医疗卫生制度,为群众提供安全、有效、方便、价廉的医疗卫生服务"的长远目标。

近些年来,我国人口健康信息化建设不断加快,移动互联网技术、云计算、大数据、物联网等新一代信息技术及远程通信技术推动着传统医疗卫生行业的变革。随着"互联网十"被纳入顶层设计,成为国家经济社会发展的重点战略方向,"互联网十"在解决我国医疗卫生领域面临的重大问题中的作用得到了越来越多的关注。2015年《国务院关于积极推进"互联网十"行动的指导意见》明确指出,我国未来会积极推进基于互联网的医疗卫生服务,"积极利用移动互联网提供在线预约诊疗、候诊提醒、划价缴费、诊疗报告查询、药品配送等便捷服务。引导医疗机构面向中小城市和农村地区开展基层检查、上级诊断等远程医疗服务。鼓励互联网企业与医疗机构合作建立医疗网络信息平台，加强区域医疗卫生服务资源整合，充分利用互联网、大数据等手段，提高重大疾病和突发公共卫生事件防控能力。"

此后，国务院办公厅 2015 年发布的《关于推进分级诊疗制度建设的指导意见》、2016 年发布的《关于促进医药产业健康发展的指导意见》和 2018 年发布的《关于促进"互联网＋医疗健康"发展的意见》等一系列政策文件将"互联网＋医疗"的改革成果固定下来，并明确指出了"互联网＋医疗"的核心在于利用新兴互联网信息技术，整合线上线下的各类医疗资源，从而创新医疗服务模式、拓展医疗服务种类、促进医疗资源合理配置。作为"互联网＋"与传统行业结合的落地抓手，"O2O 模式"被引入到"互联网＋医疗"的转型实践中。"O2O 医疗"成为传统医疗行业转型的代表性模式，其核心是打通线下实体医疗机构和医疗资源与线上平台的信息资源和技术优势的连接渠道，优化医疗资源配置，将线下医疗服务的各个环节与线上平台有机结合，重构患者就医方式、最大限度地提高医疗服务效率、满足患者多层次、差异化和个性化的就医需求。O2O 医疗模式为解决我国医疗资源总量有限及分布不均衡的现实问题提供了重要助力。

在"互联网＋医疗"的发展趋势下，以社区医院为代表的基层医疗卫生机构开始利用互联网和大数据技术整合医疗领域线上和线下的多种医疗资源，向社区居民提供便利的、个性化的护理和诊疗服务（康之国，2019；刘洋 等，2019），O2O 社区医疗服务平台逐渐兴起。O2O 社区医疗服务平台可以向患者并行地提供线上和线下的医疗服务，其中，线上医疗服务通常以移动设备 App（应用程序）或网页等为载体，服务内容包括线上挂号、线上远程问诊、线上医疗服务预约、线上治疗指导、线上缴费服务等；线下医疗服务则主要指医务人员为患者提供的面对面问诊和治疗等服务。目前，O2O 社区医疗服务平台的构建和经营主体可以是单一机构（如不同类型和规模的医院、企业、政府机构等），也可以是这些机构通过某种合作机制形成的联合体。但无论主体是由什么机构、什么形式组成的，其运行模式均具有统一性，即都通过平台主体来整合和调用多种类、多来源的医疗资源共同协作，向一个或多个社区内的居民提供基础医疗服务和附加医疗服务。本书将 O2O 社区医疗服务平台的构建和经营的主体简称作"经营主体"。

在 O2O 社区医疗服务平台中，基础医疗服务是指由当地卫生部门确定的标准化医疗服务项目,由公立医疗机构提供;附加医疗服务是指由各类社会医疗机构提供的多样化以及定制化的服务。根据国家支持社会办医的相关政策(2017 年国务院办公厅发布的《关于支持社会力量提供多层次多样化医疗服务的意见》),基础医疗服务由国家及地方卫生部门统一管理,而附加医疗服务则可以由 O2O 社区医疗服务平台整合各类社会医疗资源(社会医疗服务供应商)进行市场化运作。由于鼓励和促进社会办医的相关政策不断完善,各类优质医疗卫生服务资源的供给大幅增加,为社区医疗机构满足群众多层次、差异化和个性化的医疗服务需求提供了先决条件(叶江峰 等,2019)。

作为缓解我国医疗资源分布不均,促进社会健康公平的重要手段,O2O 社区医疗服务平台的模式在近些年的实践中行之有效,并为越来越多的社区患者所接纳。近些年的实践和相关研究指出,O2O 社区医疗服务平台提能增效的关键在于提高患者的满意度、降低平台运营成本、提高医疗资源的收益和运作效率,以及妥善地平衡这三个目标之间的关系(蔡耀婷 等,2021;葛延风 等,2020;杨静文 等,2020;彭芬,2020;苏小游 等,2018)。然而,O2O 社区医疗服务平台在实际的运营过程之中仍然面临一些问题,例如医患双方匹配效率低、医疗资源服务专业性不足且积极性较差以及收益难以提高等问题,制约了 O2O 社区医疗服务平台优势的发挥和长远的发展(侯佳音 等,2020;杨勇 等,2016;李少芳 等,2016)。显然,O2O社区医疗服务平台在向患者提供医疗服务的过程中,离不开其供应链中各类资源的支撑,例如信息技术服务资源为平台提供的患者数据分析处理服务和智能导诊等服务、各类医疗服务供应商提供的康复和护理等服务、医护人员提供的医学咨询和诊疗等服务。O2O 社区医疗服务平台的经营主体对供应链上的各类医疗资源选择不合理,且没有建立适合的机制来有效地把控和利用各类资源,导致了 O2O社区医疗服务平台的服务质量难以获得患者满意、口碑下跌、医疗资源服务水平良莠不齐和运营成本居高不下等问题。为了解决上述问题,O2O 社区医疗服务平台的经营主体有必要加强其对供应链资源的管控能力,通过对各类供应链资源进行整合优化,提高医疗资源的服务水平、加强供应链资源之间的协作、以较低的成本和较高的效率实现满足患者需求的目的。

既有研究指出,供应链资源整合作为一种常见的运营管理方法,旨在通过对供应链上来源不同且相互独立的各类资源进行组织和协调,使其成为一个目标一致且运作高效的协作系统,从而实现客户价值最大化的核心目标(Flynn et al.,

2010；Power，2005）。供应链资源整合对服务型平台解决资源与系统目标不一致、促进信息沟通、优化资源协作和提高用户满意度的重要价值已经得到了深入的探索（Liu et al.，2018；Yao et al.，2016；Adams et al.，2014）。

为了对O2O社区医疗服务平台的供应链资源进行合理的整合，首先需要把握其供应链运作的特征。从O2O社区医疗服务平台供应链需求方（社区患者）的特征来看，社区患者对医疗服务的需求呈现明显的差异化、多层次的特征，集中体现在患者对医疗服务的时间、地点、内容和专业性水平的要求上。其次，从O2O社区医疗服务平台供应链供给方（各类供应链资源）的特征来看，在互联网和大数据技术的驱动下，平台能够连接线上线下多种来源的医疗资源，可利用医疗资源的数量和种类都大幅增长。但同时，由于各类医疗资源通常可以并行地参与多条供应链的运作，并且可以在平台经营主体的引导下对其服务的内容和形式进行适度改造，因此其服务能力也存在着不确定性。在实际运营过程中，O2O社区医疗服务平台上的多方主体在互联网技术和相关机制的支撑下能够实现全过程、多阶段、深入交互。这种交互不仅体现在患者与医疗资源的深入交互上，还体现在医疗资源与平台和患者与平台的全程深入交互上。

通过上述分析可知，O2O社区医疗服务平台的供应链运作模式与传统的社区医疗机构供应链运作模式相比呈现出明显的新特征，这些新特征一方面增强了O2O社区医疗服务平台供应链资源整合中的动态性，包括患者需求和医疗资源供给不确定性、医疗资源改造带来的不确定性和供应链结构动态变化等；另一方面给O2O社区医疗服务平台的供应链资源整合优化带来了核心难点，即如何在整合中实现患者、医疗资源和平台经营主体三方之间利益诉求的均衡。

与传统线下医疗服务模式下的供应链资源整合中各参与方诉求的均衡问题不同的是，在O2O社区医疗服务平台模式下的供应链资源整合优化中，除了需要考虑医疗服务的供需双方的匹配关系，还需要考虑O2O服务模式下供需双方和平台运营主体的新诉求。通常地，社区患者的诉求在于其差异化、多样化以及个性化的医疗服务需求得到满足；医疗资源的诉求在于通过参与平台协作与患者和平台建立长期良好的信任关系，提高运作效率和收益，降低风险；平台运营主体的诉求在于通过合理地选择与管理医疗资源降低总体整合成本。另外，针对不同的社区医疗服务模式，O2O社区医疗服务平台在实现不同主体诉求均衡的过程中所要关注的重点问题以及主导矛盾具有明显的差异，主要体现在社区患者对医疗服务满意度评价的差异以及供应链运作效率方面的差异。上述难点决定了平台经营主体需要探索新的思路和方法,对 O2O 社区医疗服务平台的供应链资源进行整合优化。

目前,O2O 社区医疗服务平台正在全国范围内推广使用,为了促进其持续性发展,迫切地需要探索 O2O 社区医疗服务平台供应链资源整合优化的方法与对策,以便为基层社区医疗服务的发展提供理论指导。

1.2　研究内容

1.2.1　相关说明

在确定具体的研究问题之前,需要先做如下说明。

(1) 从整合的对象来看,既有研究指出,供应链整合主要包括对企业内部资源的整合以及对企业外部资源(供应商和顾客等)的整合(Schoenherr et al.,2012),本书探索的 O2O 社区医疗服务平台供应链资源整合问题主要指平台经营主体对外部医疗服务供应商的整合。书中提及的供应链资源主要指 O2O 社区医疗服务平台供应链上的各类医疗资源,既包括医护人员等与患者直接接触的医疗资源,也包括医疗信息技术服务商、培训机构、医疗器械供应商、医疗技能认证机构等辅助性医疗资源。本书将上述资源统称为"供应链资源"。因此,本书中提到的"供应链资源""医疗服务供应商"和"医疗(服务)资源"没有本质区别,均代表本书的整合对象。

(2) 从整合的方式来看,既有研究指出,对医疗服务供应链进行整合主要有四种方式:一是横向整合,即整合主体对医疗卫生与护理服务以及其他服务提供者的整合;二是纵向整合,即医疗卫生体系不同层级间的整合,例如由三级医院、二级医院和一级医院组成的医联体等;三是功能整合,即将医疗服务的激励、协调、筹资等核心功能和支持功能进行整合;四是以患者需求为核心的一体化卫生服务整合(武海波 等,2021)。本书中 O2O 社区医疗服务平台供应链资源整合的主要整合方式是横向整合,即 O2O 社区医疗服务平台对不同属性和来源的医疗资源进行整合。

(3) 本书中提到的 O2O 社区医疗服务平台供应链的参与主体由三方构成,分别是社区患者、O2O社区医疗服务平台的经营主体和为社区患者提供核心医疗服务和辅助性医疗服务的各类资源。O2O社区医疗服务平台供应链的运营过程是指信息流、资金流和服务流等在三方主体之间流动的过程。

（4）在本书中，O2O社区医疗服务平台的供应链资源整合优化活动的主导者为平台经营主体。平台经营主体既可以是单一机构（如不同类型和规模的医院、企业、政府机构等），也可以是这些机构通过某种合作机制形成的联合体。

1.2.2　主要研究问题

本书所开展的研究的核心目的在于通过对O2O社区医疗服务平台供应链资源进行整合优化，从而促进O2O社区医疗服务平台的长远发展。通过前文分析可知，O2O社区医疗服务平台实现长远、持续性发展的关键在于提高患者的满意度、控制平台运营成本并提高医疗资源的运作效率和收益。因此，本书探索的核心问题可以表述为，如何对O2O社区医疗服务平台的供应链资源进行整合优化，从而在提高患者满意度的基础上，提高O2O社区医疗服务平台整体供应链的运作效率和收益。

在具体研究O2O社区医疗服务平台供应链资源整合优化问题之前，需要先把握O2O社区医疗服务平台供应链的基本结构以及供应链上不同主体的运作特征和交互特征。显然，在O2O社区医疗服务平台的供应链上，需求端呈现差异化和多层次的特征；供给端上的各类医疗资源呈现多样化、动态性的特点；在供需交互过程中，医疗资源、平台与患者之间的交互更为深入，且这种深入交互贯穿医疗服务的全程。

掌握上述特征的目的是挖掘出O2O社区医疗服务平台在供应链资源整合过程中面临的独特挑战与难点，对这些难点的解决是O2O社区医疗服务平台供应链资源整合中的关键步骤。通过分析可知，O2O社区医疗服务平台在供应链资源整合中需要综合考虑供应链上各参与主体的诉求，优化目标趋向多元化；需要在满足患者需求和实现规模效应、范围经济与服务可靠性之间谋求复杂的平衡；此外，还需要将供应链运作中的动态性特征纳入考虑。这就使得O2O社区医疗服务平台的供应链资源整合优化问题呈现复杂、不确定和动态性的特征。

为此,本书考虑到 O2O 社区医疗服务平台在供应链资源整合中的新特征和整合中的关键难点,基于服务场景和服务对象的差异,选取 O2O 社区医疗服务平台的三类典型服务模式,即普通社区服务模式、特殊社区服务模式和混合社区服务模式,针对这三类服务模式下的 O2O 社区医疗服务平台供应链资源整合优化问题分别进行讨论。其中,普通社区是指以青年为主要居住人口的社区,特殊社区是指以老年人、残障人士等特殊群体为主要居住人口的社区,混合社区则是指多个年龄段人口混合居住的社区。在不同的服务模式下,O2O 社区医疗服务平台在供应链资源整合中面临的主要问题和矛盾存在显著的差异,应采用不同的供应链资源整合方式。因此,本书主要探讨的子研究问题如下。

(1) 普通社区服务模式下的 O2O 社区医疗服务平台供应链资源整合

普通社区服务模式是以青年患者为主要服务对象的 O2O 社区医疗服务模式。由于普通社区中患者平均年龄较低,出现慢性疾病和疑难杂症的可能性较低,因此患者通常只要求标准化的医疗服务,医疗服务活动中的规模效应较容易实现。为了满足患者对医疗服务种类的多样化需求,O2O 社区医疗服务平台往往需要配备种类丰富、数量充足的医疗资源,但是患者通常对大众的、常规的医疗服务需求频率较高,而对一些小众的、非常规医疗服务的需求频率较低,这就导致了普通社区服务模式下,O2O 社区医疗服务平台通常面临满足患者种类多样的标准化需求与实现规模效应之间的矛盾。同时,各类医疗资源在为患者提供服务时还存在一些影响患者满意度和平台口碑声誉的问题,例如服务质量较低、服务积极性差等。平台经营主体需要针对普通社区服务模式下的患者需求特征,通过对供应链资源进行整合优化来解决上述运作问题与矛盾。而如何在保证社区患者满意度的同时,实现规模效应从而降低整合成本并提高医疗资源利用效率是该模式下 O2O 社区医疗服务平台供应链资源整合优化中需要探讨的关键问题。

(2) 特殊社区服务模式下的 O2O 社区医疗服务平台供应链资源整合

特殊社区服务模式是以老年患者和残障人士等特殊人群为主要服务对象的 O2O 社区医疗服务模式。由于特殊社区中患者群体患有基础性疾病和慢性疾病的比例较高,且面对疾病更加脆弱,因此患者通常会提出个性化、定制化的医疗服务需求。这就需要 O2O 社区医疗服务平台为其提供定制化的服务组合以及更加灵活的服务形式。然而,由于患者需求的个性化、定制化程度较高,O2O 社区医疗服务平台在一定的时间和空间约束下可能难以找到与患者需求完全契合的医疗资源,这就导致了特殊社区服务模式下,O2O 社区医疗服务平台面临满足患者个性化需求与提高服务可靠性之间的矛盾。平台经营主体需要针对特殊社区服务模式下的患者需求特征,通过对供应链资源进行整合优化来缓解这一矛盾。如何在保证特殊社区患者满意度的同时,实现服务可靠性从而提高整体供应链的运作效率是该模式下 O2O 社区医疗服务平台供应链资源整合优化中需要探索的关键问题。

(3) 混合社区服务模式下的 O2O 社区医疗服务平台供应链资源整合

在混合社区服务模式下,O2O 社区医疗服务平台面对的患者在健康状况和年龄层次等方面都具有明显的差异性。患者既有类似于普通社区中的标准、常规和相对短期的医疗服务需求,又存在类似于特殊社区中的个性、长期的医疗服务需求,且需求常常呈现动态变化的特征。O2O 社区医疗服务平台需要利用有限的医疗资源在标准化服务和不同程度的定制化/个性化服务之间进行动态转化,从而平衡供需关系。实现这一动态平衡往往需要平台经营主体对供应链资源的服务形式和服务内容进行合理的改造,而改造效率通常取决于供应链资源实现范围经济的能力。因此,在混合社区服务模式下,O2O 社区医疗服务平台面临满足患者多层次、动态性需求与实现范围经济之间的矛盾。平台经营主体需要针对混合社区服务模式下的患者需求特征,通过对供应链资源进行整合优化来有效缓解这一矛盾。如何在保证混合社区患者满意度的同时,实现医疗服务中的范围经济从而降低整合成本,提高供应链运作效率是该模式下 O2O 社区医疗服务平台供应链资源整合优化中需要探讨的关键问题。

本书的研究内容逻辑框架如图 1-1 所示。

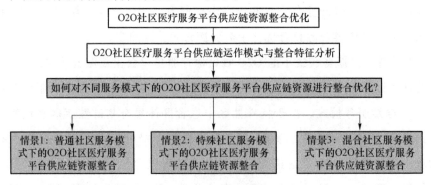

图 1-1　研究内容逻辑框架

1.3　技术路线及研究方法

1.3.1　研究技术路线

本书遵循着"分析问题背景及已有文献——提出问题——分析问题——解决问题——得出研究结论以及建议"的技术路线展开研究。

本书从实践背景以及理论背景出发提出核心研究问题。O2O 社区医疗服务平台在实际运行过程中,存在医疗服务效率低、医患关系稳定性差、医疗资源服务专业性水平较低和积极性差等问题,限制了平台的长远发展。出现上述问题的根源在于 O2O 社区医疗服务平台的供应链资源整合结果与整体平台运作目标不符、平台经营主体对供应链资源的选择不合理且管理较为薄弱。由此可知,解决上述问题的关键在于对 O2O 社区医疗服务平台的供应链资源进行整合优化。

在提出研究问题的基础上,本书针对 O2O 社区医疗服务平台供应链资源整合优化问题展开分析,主要分为两部分:第一部分,对 O2O 社区医疗服务平台供应链资源整合优化问题的特征及难点进行总体把握;第二部分,结合实际应用场景对 O2O 社区医疗服务平台的供应链资源整合问题进行分类研究。针对第一部分的分析,本书从 O2O 社区医疗服务平台供应链的总体结构、供给端特征、需求端特征和供需交互特征入手,挖掘供应链资源整合过程中的难点与挑战。针对第二部分的分析,本书按照 O2O 社区医疗服务平台在实际运行中服务场景和对象的不同,选取了 O2O 社区医疗服务平台的三类典型服务模式,即普通社区服务模式、特殊社区服务模式和混合社区服务模式,针对不同类型服务模式下的 O2O 社区医疗服务平台在整合中面临的独特情境和矛盾开展具体研究。在分析的过程中,本书结合了患者满意度理论、供应链资源整合理论、模糊数学、规模经济和范围经济理论、资源改造等理论重点分析了不同服务模式下的供应链运作特点,识别了不同模式下的核心矛盾点。

在上述工作的基础上，本书对所研究的问题做出了基本界定，并且识别、分析了不同类型O2O社区医疗服务平台在供应链资源整合中面临的核心矛盾。接下来，本书综合利用模糊数学相关理论与方法、运筹优化模型、智能启发式算法、数据包络分析法和计算机仿真方法等，针对不同子问题设计供应链资源整合优化模型，选择并改进智能优化算法对模型进行求解。

最后，在上述探索的基础上，本书总结研究结论并针对书中的研究问题提出科学建议。本书的技术路线如图1-2所示。

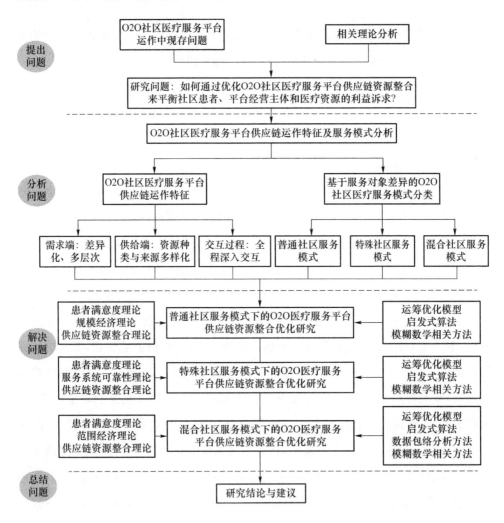

图1-2 技术路线图

1.3.2　研究方法说明

本书中使用的相关理论和研究方法主要包括文献分析法、多目标优化方法、启发式算法、模糊数学方法、数据包络分析方法等。

第一,本书通过案例总结和理论分析对 O2O 社区医疗服务平台的运行模式、服务范围、医疗资源运行特征和患者就医问诊形式进行了初步的讨论,在此基础上提出了本书的研究问题;采用文献分析法对所研究问题的理论背景进行了挖掘,在既有研究的基础上,针对 O2O 社区医疗服务平台的运作特征对研究方法和研究视角进行了创新。

第二,O2O 社区医疗服务平台供应链资源整合优化问题是特殊情境下的供应链资源整合优化问题,在考虑患者满意度这一核心目标的基础上,需要兼顾平台经营主体和各类医疗资源的诉求。这就决定了优化模型中需要体现三方主体在供应链资源整合中的利益诉求,因此,本书采用了运营管理领域常见的多目标优化方法来构建 O2O 社区医疗服务平台供应链资源整合优化模型,将影响整合决策的关键因素体现到优化模型的目标函数以及约束条件中。

第三,鉴于本书采用多目标优化方法搭建了 O2O 社区医疗服务平台供应链资源整合优化模型,关键因素之间的关联关系将主要以动态决策权重的形式体现在优化模型中,因此该优化模型属于携带多属性特征的动态优化模型。考虑到该模型求解的复杂性,本书选取具有良好全局优化性能并具有易于携带多属性特征的启发式算法进行求解。

第四,模糊数学理论常被用于研究和量化模糊现象,从而处理不确定和不精确的研究问题,在运筹优化中得到了较为广泛的使用。在本书中,由于部分社区患者对医疗资源服务的多个维度的评价具有一定的模糊性,因此本书采用模糊综合评价法来对患者的满意度进行量化;同时,由于患者对医疗服务的需求具有一定的模糊性,且医疗服务通常具有生产服务同时性、不可储存性等特点,这就决定了医疗服务的规模效应需要在考虑模糊性的条件下处理,类似地,本书基于模糊数学相关理论和方法构建量化模型,对医疗服务中的规模效应进行了量化分析。

第五,数据包络分析方法常被用于衡量多种要素投入产生多种产出情况下服务单位的相对效率。对于本书中探讨的医疗资源改造效率评价问题而言，使用数据包络分析方法能较为准确地反映各类医疗资源的相对投入产出效率差异，并且可以较好地规避投入要素价格不确定性的影响，从而准确地体现不同医疗资源的改造效率差异和实现范围经济的能力差异。

1.4 研究意义

1.4.1 实践意义

作为我国医疗服务体系中的基层医疗机构，社区医院长期以来存在服务基础薄弱和服务质量偏低的情况，引发了社区患者就医不便、医疗费用负担沉重等问题，加剧了我国医疗资源分布不均衡的情况。为了满足社区患者的就医需求，同时促进我国医疗资源的优化配置，O2O 社区医疗服务平台应运而生。目前，O2O 模式与传统社区医疗行业相结合的重要性及其在资源拓展和资源共享上的优势已经得到了广泛的认可。但是，O2O 社区医疗服务平台在运行中面临医疗资源与患者匹配难、医疗资源管控调用难、不同参与主体的诉求平衡难等独特的问题，影响了O2O 社区医疗服务平台运营的效率。更严重地，如果这些问题得不到有效的解决，O2O 社区医疗服务平台的实际运行结果很有可能与提能增效的目标背道而驰。因此，本书尝试从 O2O 社区医疗服务平台供应链资源整合优化入手，探索解决 O2O 社区医疗服务平台运行中的问题的策略。

首先，本书在对 O2O 社区医疗服务平台供应链运作模式和特征进行分析后发现，O2O 社区医疗服务平台的供应链资源整合优化是一个以满足患者需求为核心，兼顾平台经营主体和医疗资源利益诉求的决策过程。这一研究结果为各类O2O 社区医疗服务平台做出合理的整合优化决策指明了具体方向，即以患者的满意度为核心，在实现这一核心目标的基础上，满足社区医疗机构降费增效的诉求和医疗资源提高长期收益的诉求。

其次，本书提出了针对不同类型社区患者的满意度量化与评价模型，并采用符合不同类型社区中患者特点的量化方法对满意度进行综合量化。在不同服务模式下,患者的需求特征不尽相同,影响不同患者满意度的维度也存在明显差异。本书基于普通社区服务模式、特殊社区服务模式和混合社区服务模式下 O2O 社区医疗服务平台的运作特征和患者的需求偏好特征,提出了适用于不同服务模式的患者满意度量化模型和适合于不同类型患者的量化方法,为 O2O 社区医疗服务平台量化患者满意度提供了一个有效的测量工具,同时也为 O2O 社区医疗服务平台围绕患者满意度进行持续质量改进提供了有力的抓手。

再次,我国幅员辽阔,人口众多,不同类型社区中人口的组成是多样的,因此本书针对 O2O 社区医疗服务平台的三类典型服务模式,即普通社区服务模式、特殊社区服务模式和混合社区服务模式下的供应链资源整合问题分别展开了研究,提出了针对上述三类社区服务模式的供应链资源整合优化方案,为各类社区医疗平台优化资源配置提供了有效的决策工具。

最后,本书在引导供应链资源改造、提高服务可靠性、优化服务配置、保障医疗资源持续高效利用等问题上给出了创新思路和落地抓手。相关研究成果能为 O2O 社区医疗服务平台实现对各类医疗资源的集中管控和共享提供一些初步的思路,有助于提高 O2O 社区医疗服务平台的整体运营和管理水平。

1.4.2　理论意义

本书主要探讨了 O2O 社区医疗服务平台的供应链资源整合优化问题,对如下两个领域具有一定的贡献意义。

第一,对 O2O 社区医疗服务平台研究领域的意义。作为缓解我国医疗资源分布不均,建设合理分级诊疗体系的重要手段,O2O 社区医疗服务平台的重要意义不言而喻。在既有研究中,学者们已经对 O2O 社区医疗服务平台的技术架构、流程优化和系统功能设计等方面展开了深入的探讨,指出了 O2O 模式的应用在提高社区医疗服务效率、拓展社区医疗服务范围和服务种类上具有一定的优势,但同时也指出了 O2O 社区医疗服务平台在运行中可能存在的诸如医患关系不稳定、医疗资源质量良莠不齐导致的患者满意度下降等问题。显然,上述问题的根源在于O2O 社区医疗服务平台的经营主体对供应链上的各类医疗资源选择不合理,且没有建立适合的机制来有效地把控和利用各类医疗资源。本书深入分析了O2O社区医疗服务平台运作中出现的效率低下和患者满意度下降等问题的根源,引入了供应链资源整合优化的相关理论与方法来解决O2O社区医疗服务平台运作中的现存问题。通过对O2O社区医疗服务平台不同服务模式下患者需求偏好和运作模式的深入分析,本书分别设计了针对普通社区服务模式、特殊社区服务模式和混合社区服务模式的O2O社区医疗服务平台供应链资源整合优化方法以及相应的优化模型和求解算法。该研究框架将为O2O社区医疗服务平台的长远发展和管理模式创新提供相应的理论指导。

第二,对于第三方O2O服务平台、供应链资源整合等研究领域的意义。O2O社区医疗服务平台的供应链资源整合问题属于医疗服务这一特殊情境下的、由医疗服务平台经营主体主导的第三方O2O服务平台供应链资源整合问题。一般由第三方O2O服务平台主导的供应链资源整合问题往往强调核心企业的主导地位,供应链资源整合优化的切入视角也通常会放到供需双方的基本利益上。而本书所研究的O2O社区医疗服务平台模式下的供应链资源整合问题的核心目的是提高医疗资源的社会效益,使我国的医疗体系更加完善,使患者的满意感、幸福感得到提升,使社会医疗资源更多地参与到国家医疗体系的建设之中,这与以纯商业化的视角研究O2O服务平台的供应链资源整合问题明显不同。因此,本书更多地考虑了供应链资源整合中各方主体的均衡性和协同性问题,从而有效地促进不同医疗资源之间的合作、建立信任关系,进一步推进我国医疗改革的全面深化。从这一角度来看,本书将患者多维满意度、医疗资源协作收益和运营效率以及平台经营主体的整合成本等多个目标同时纳入整合优化模型,通过引入患者满意度相关理论、规模经济理论、服务可靠性理论以及范围经济理论等,从多方利益诉求均衡的角度入手构建了供应链资源整合优化模型。本书一方面拓展了第三方O2O服务平台供应链资源整合理论的边界,另一方面拓展了供应链资源整合的维度,使整合结果更加均衡、和谐。

本 章 小 结

随着人口老龄化、城镇化进程的推进以及慢性病群体的增加,居民的健康意识明显增强,对医疗品质的要求日益提高。为了缓解当前基层医疗基础薄弱、诊疗水平偏低以及患者对其服务品质满意度低等问题,O2O 社区医疗服务平台的模式逐渐兴起。本书针对当前 O2O 社区医疗服务平台运行中存在的主要问题进行了深入分析,并在此基础上提出了核心研究问题;基于核心研究问题设计了研究框架、研究技术路线和方法;最后,详细地探讨了本书所研究内容的实践意义和理论意义。

第 2 章 文献回顾与研究综述

本书探索的核心问题在于如何通过 O2O 社区医疗服务平台的供应链资源整合优化,在提升患者满意度的基础上,提高整体供应链的运作效率和收益水平。当前,直接针对 O2O 社区医疗服务平台供应链资源整合优化的研究尚未展开,本章拟从 O2O 医疗服务模式、互联网医疗模式的运行特征及供需关系、供应链资源整合和患者满意度这四个方面入手,对既有文献进行回顾和分析。上述四个方面的研究内容对本书的研究有着重要的借鉴意义。通过梳理相关文献,一方面,可以深入地了解既有研究中的主要关注点和发展脉络,为本书的研究把握前沿方向提供帮助;另一方面,可以明确现有研究中的理论缺口,为本书探索 O2O 社区医疗服务平台供应链资源整合优化问题提供重要的方向指引。

2.1 O2O 医疗服务模式研究综述

2.1.1 O2O 模式的研究

O2O,即"Online To Offline(线上到线下)",这种电子商务的模式最早起源于美国,是指将线下的商务/商业机会与互联网结合,让互联网成为线下交易的前台(Du et al. , 2014)。与传统电子商务的"线上网购商店＋线下物流配送"模式不同,

O2O 模式具有"线上网购商店＋线下实体消费"的特征,即消费者在线上通过浏览商家信息、商品信息等对服务进行筛选并支付,然后前往线下进行消费验证和消费体验。简言之,O2O 模式更侧重服务性产品的消费,强调消费者亲临现场进行消费或者接受服务;而在传统电子商务模式下,消费者的购物过程和其获得的相关体验往往是借助于互联网完成的。从广义上来说,在产业链中,业务既可以包含线上服务又可以延伸到线下实体,这些平台均可以通称为"O2O 模式"(Xia et al.,2014)。O2O 平台是 O2O 商业模式落地的一种具体形式,通过在线营销,从线上渠道吸引潜在消费者前往线下接受服务(He et al.,2020)。

O2O 模式的巨大价值体现在其广阔的市场空间和广泛的应用情景上,利用 O2O 模式改造传统行业成为近些年的关注焦点。在国内与国外的应用实践中,O2O 模式最初主要应用于传统零售业(He et al.,2021;Chintagunta et al.,2012)、餐饮业(Liang et al.,2021)、旅游业(Long et al.,2017)等比较容易开展 O2O 业务的行业或领域。

当前,针对 O2O 模式展开的研究主要集中于如下三个部分。一是从 O2O 平台运营视角展开的研究,主要针对 O2O 模式的内涵与基本商业框架(Chang et al.,2018;Tsai et al.,2015)、调度优化(吴腾宇 等,2018)、定价策略(易文桃 等,2022;He et al.,2016)、发展策略(江积海 等,2017;Phang et al.,2014)和质量管理(Xiao et al.,2015)等方向。二是从 O2O 平台与消费者互动视角展开的 O2O 模式下消费者满意度与消费者行为(王崇 等,2019;Zhang,2014;梁艺琼 等,2016)等方面的研究。三是从技术视角展开的研究,目的是通过对 O2O 模式下相关的信息技术和方法进行优化,使该模式更好地助力传统行业改造。例如运用数据和文本挖掘技术分别从 O2O 平台经营主体、商家和消费者的角度进行大数据分析(Shen et al.,2019);优化人机交互过程中的语言与技术,提高计算机对于服务指令的理解能力和响应速度(Lin et al.,2013);设计更加高效的供需匹配机制和信息推荐机制以及改进优化算法等(殷聪 等,2018;Pan et al.,2017;Han et al.,2016)。

通过上述分析可以看出,O2O 模式的基本特征在于打通线上平台和线下实体机构(例如商铺、药店和酒店等),实现线上业务与线下业务的同频共振、相互联动,进而实现拓展服务范围的目标,并且减少不必要的中间环节与流程损耗。随着

O2O 模式的发展，其实施路径逐渐扩展到更为广泛的线上经营-线下体验-在线支付与交易（Online to Offline to Online）和线下经营-在线支付与交易-线下体验（Offline to Online to Offline）等，路径的拓展使 O2O 模式具备完整闭环的特征，在这一闭环之中，线上、线下的各类资源可以融合互通。在 O2O 模式下，供需双方的交易行为发生在线上，其中蕴含的大数据对于分析消费者行为、持续改进服务质量等有重大意义，这使得经营主体在准确统计用户的消费行为和偏好上具有天然的优势，并且可以以此为根据对运营效果进行持续追踪与评估。

当前，"互联网＋"战略已经被纳入国家顶层设计，传统行业纷纷利用互联网技术谋求转型发展。O2O 模式以其可操作性强的特征成为"互联网＋"落地的有效突破口，为互联网改造传统行业提供了有效的途径。既有的研究和实践验证了 O2O 模式在改造传统行业中的重要作用。随着我国人口健康信息化的加快，O2O 模式也开始逐渐被用来改造传统医疗行业，形成了 O2O 医疗模式的新业态。

2.1.2　O2O 医疗模式的研究

近年来，随着人口健康信息化的快速发展以及 O2O 模式的兴起，国内外涌现了许多关于 O2O 医疗的研究和实践应用。O2O 医疗模式是指借助于互联网的力量，打通线下实体（如医疗机构和医疗资源等）与具有信息资源和技术优势的线上平台之间的连接渠道，整合和优化医疗资源配置，将线下医疗服务的各个环节与线上平台有机结合，其目的是充分利用医疗资源，为患者提供便捷、高效的就医体验，延伸实体医院服务，创造更多的社会效益和经济效益。

通过上述定义可知，O2O 医疗模式是以线上医疗服务与线下医疗服务之间的连接与融合为核心的，需要特别指出的是，该模式不是简单的线上到线下的形式，例如患者通过线上平台筛选线下的医疗机构和医疗资源，在线上支付后到线下接受医疗服务，而是拓展到更广泛的线上和线下相互融合促进、循环连续的闭环模式（蔡佳慧 等，2015）。具体来说，以某位患者的就诊过程为例，在挂号阶段，O2O 医疗平台可以通过大数据技术深入挖掘患者的就医习惯，在对其就医需求进行深入理解的基础上，实现患者与医疗资源的精准匹配。患者根据推荐完成在线支付后去医院接受治疗，就诊期间会产生新一轮的数据，这些数据自动同步到线上系统

(例如医疗云),从而促进整个系统的数据积累,经过多轮的反馈迭代,O2O 医疗平台可以积累足够多的就诊数据,进而构建每位患者的健康档案。这些健康档案又可以进一步地帮助 O2O 医疗平台为患者精准推荐医疗资源,从而形成"线上—线下—线上"的闭环。这一医疗服务的闭环可以实现资金流和服务流的顺畅流转与信息流的不断累积,形成正反馈(孙俊菲 等,2016)。

既有研究已经对 O2O 模式下医疗服务流程的变化进行了深入的刻画和分析,如熊晶晶等(2021)、刘方斌等(2016)指出,在医疗服务的诊前、诊中和诊后等多个环节和流程都可以使用线上线下联动的 O2O 模式对传统医疗服务的内容和流程进行改良,如图 2-1 所示。O2O 医疗涵盖的范围广泛,那些既涉及线上服务又可以延伸至线下面对面服务的服务均可以称作 O2O 医疗服务(蔡佳慧 等,2015)。

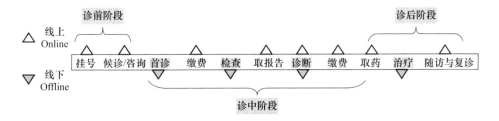

图 2-1 医疗服务全流程 O2O 模式示意图

目前,O2O 模式在我国医疗领域的实践已经取得了突破性的进展,按照建设主体的差异可以将 O2O 医疗平台的建设分为两种具体模式,一种是由互联网企业主导的"互联网+医疗"模式;另一种是由医疗机构或政府主管部门主导的"医疗+互联网"模式。两种模式的核心思路都是利用互联网的平台和技术优势,将医疗服务的部分功能和环节迁移、拓展到线上,从而改造传统就医方式和医疗服务流程。

由互联网企业主导的"互联网+医疗"模式主要指互联网企业涉足全流程医疗的实践。例如,"未来医院"是阿里巴巴集团与武汉市中心医院基于阿里健康云和相关大数据技术构建的 O2O 健康管理和疾病预防服务平台,在"未来医院"中,患者能够通过支付宝 App 服务入口完成挂号、候诊、缴费等就医流程,在线下接受医生的诊断与治疗。腾讯以"微信公众号+微信支付"为基础,与邻家医生、丁香园等取得合作,将医疗服务中的挂号、缴费和候诊环节迁移到微信平台中进行(刘馨蔚,2015)。此外,为了使医疗服务的形式更加多样,一些原本只提供线上医疗服务的平台,例如春雨医生、平安好医生、丁香园等,也开始布局其线下实体诊所/医院,通过合作、托管、加盟等形式与公立医疗机构和社会上的各类医疗资源展开合作,将医疗服务从线上拓展至线下。

由医疗机构或政府主管部门主导的"医疗+互联网"模式更加容易运行,且更具公信力和合规性。这种模式有两种具体形式。一是医院自建 O2O 相关平台和系统,推广信息技术及移动终端技术在医院管理中的应用,通过改造传统的就医模式来优化医疗服务的流程,这种形式以浙江大学医学院附属第一医院为代表。该医院是全国范围内首个开展线上医疗的公立医院,其网上医院能够实现远程专家问诊/复诊、个人健康云档案随时调取、慢性病全程管理以及病友互动交流等功能。类似地,四川大学华西医院开发了集在线挂号、在线咨询、远程诊断、在线缴费、线上报告收取等系列服务于一体的手机 App,命名为"华医通"。在华医通平台上,2 000 余名签约医生轮流定时上线坐诊为患者提供医疗服务(周莉 等,2019)。二是政府主导建立的第三方 O2O 医疗服务平台,这种形式以乌镇互联网医院和宁波云医院为代表。乌镇互联网医院成立于 2015 年,是我国互联网医院的国家级试点。在实践中,乌镇互联网医院以专业医师多点执业的方式将原有的医疗资源获取范围从桐乡市第三人民医院扩大到了全国 2 700 余家重点医院,借助于网络技术为患者提供远程诊疗、手术预约、药品配送等服务,并通过健康云卡实现电子病历的跨区域共享和实时调用,在极大程度上缓解了部分患者在远程就医和跨区域就医中面临的医保结算难题(纪磊 等,2018)。宁波云医院也是该形式下的标杆型 O2O 医疗服务平台,该医院由宁波市政府主导、统筹公立和私立的医疗机构共同参与建设(章佳倩 等,2017)。其在线上是个虚拟医院,在线下则是一个由基层医生共享的混合所有制医疗机构。宁波云医院实现了医疗服务的线上线下全面打通,让患者在线下完成初诊,在线上完成多周期的复诊,以满足患者便捷诊疗的健康需求。

国外关于 O2O 医疗模式的研究同样值得瞩目。欧盟、美国和加拿大等组织和国家目前已经将 O2O 模式应用于眼科、心血管科、皮肤科、糖尿病、成瘾治疗和中风的远程康复服务等多个医学领域(Tchero et al., 2018;Chen et al., 2017;Molfenter et al., 2015)。多项研究表明,对于居住在偏远且医疗资源不足地区的患者,在线康复治疗可作为常规康复治疗的替代方案(Kane et al., 2020;Iribarren et al.，2017；De La Torre-Díez et al.，2015）。在 O2O 医疗平台的建设上，2007 年 ZocDoc 平台在美国成立，目前已成为全美著名的医患匹配 O2O 服务平台，覆盖 2 000 多个城镇，提供基于地理位置、差异化医疗保险制度和医疗专业的在线医生预约服务。此外，还有波兰的 DocPlanner、英国的 Zesty 和法国的 Keldoc 等 O2O 医疗服务综合平台，这些平台在长期应用的过程中获得了患者的认可与好评，也潜移默化地改变了人们的就医流程与就医偏好。

可以看出，国内和国外的相关研究和实操经验都表明了 O2O 医疗模式是促进互联网医疗有效落地的、具有较强可行性的模式。当前，利用 O2O 的相关技术和机制来加快传统医疗服务模式转型是我国医疗改革的重要方向，即利用互联网平台的技术和功能优势来改造传统就医方式和医疗服务流程，一方面扩大医疗服务范围，另一方面扩大资源获取的基础，从而全面提高医疗服务效率和质量。

对上述研究进行分析可知，O2O 医疗模式相较于传统医疗模式而言，其优势主要体现在三个方面。一是具备高效整合复杂资源的能力，这种能力使 O2O 医疗平台在医疗资源集中管控和融合共享上具有一定的优势。二是能充分发挥互联网平台的优势，打破信息传递的区域性和时间的局限性，保证医疗资源和生命健康信息的有效流动和快速流转。三是能借助于互联网技术，构建"线上和线下"与"院内和院外"服务相结合的医疗服务网络，一方面可以扩大医疗服务的范围和资源获取的范围，另一方面为患者构建了全流程就医的闭环链条，提高了服务的连贯性。

2.1.3 O2O 社区医疗模式的研究

中国共产党第十八次全国代表大会以来，以强基层为重点任务的分级诊疗制度建设工作被提上重要日程。建立分级诊疗制度，是合理配置医疗资源的重要举措，是建立中国特色基本医疗卫生制度的重要内容，对于促进医药卫生事业长远健康发展、提高人民健康水平、保障和改善民生具有重要意义。《国务院办公厅关于推进分级诊疗制度建设的指导意见》明确指出，基层医疗卫生机构和康复医院、护理院等需要承担为诊断明确、病情稳定的慢性病患者、康复期患者、老年病患者、晚期肿瘤患者等提供治疗、康复和护理的服务。

截至 2022 年年底，我国提供社区全科诊疗服务和基本公共卫生服务的相关基层医疗卫生机构有 92 万余个，医务人员有 235 万余人。我国的社区医疗服务体系虽然初具雏形，但仍存在服务质量较低、服务种类单一和服务规模小且数量不足等局限性，导致人们对基层医院不信任，而对大医院依赖性高，"小病大治"普遍存在。既有研究指出，造成我国基层医疗存在上述问题的原因主要包括基层医生的资质不达标、基层医生的老龄化和高流动性、卫生信息技术系统中病例和检查结果等信息难以互通、日常临床实践数据的缺失以及财政补贴和激励措施不到位等（Li et al.，2017a）。尽管"新医改"以来我国已出台一系列的政策来强化和提高基层医疗的服务水平，但是其服务质量和服务效率仍有较大的提升空间（Yip et al.，2019），特别是在常见病的诊断准确性、用药规范性以及慢病的管理效果方面，尚不能满足人民群众日益增长的健康需求（Li et al.，2020；Su et al.，2017）。由于基层医疗在护理质量、服务效率、卫生支出控制上的表现与患者期待的水平仍然存在较大的差距，基层患者对基层医疗服务水平的不信任以及对服务态度的不满意情况时有发生（Li et al.，2017b）。因此，加强基层医疗体系的建设，重拾民众对基层医疗机构的信任，任重而道远。

为了弥补传统社区医疗机构服务种类单一、问诊效率较低和患者满意度低等缺点，兼顾问诊效率提高和患者多层次就医需求满足的 O2O 社区医疗服务平台应运而生。O2O 社区医疗服务平台指将移动互联网技术渗透到社区医疗服务的各个环节，利用线上的信息资源和技术优势与线下的实体服务有机结合，从而汇集各种医疗卫生相关资源，并通过线上平台实现所有资源的实时共享和交互（孙俊菲 等，2016）。O2O 社区医疗服务平台的基本架构如图 2-2 所示。

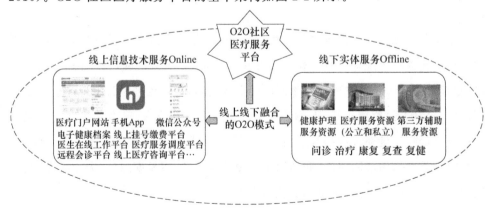

图 2-2　O2O 社区医疗服务平台的基本架构示意图

如图 2-2 所示,O2O 社区医疗服务平台通常是建立在线上信息技术服务和线下实体服务相互融合、相互补充的基础之上的。其中,线上信息技术服务通常指以医疗门户网站(网页)、手机 App 和微信公众号等形式为社区患者提供的预约挂号、在线问诊、缴费、追踪随访、报告查询和评价反馈等一系列的辅助性医疗服务。线下实体服务则主要指各类医疗资源提供的诊断与治疗服务,服务主体包括各种健康护理服务资源、公立和私立的不同属性和来源的医疗服务资源以及技术领域和医疗领域的第三方辅助服务资源等。

O2O 社区医疗服务平台具有线上线下交融互补的特点,互联网技术的应用使其比传统的社区医疗机构具有更强的医疗资源整合能力与资源集中管理能力,其不仅可以整合其服务区域内的医疗资源,还可以将邻近的优质资源一并整合;不仅可以吸纳公立医疗资源,还可以将社会上优质的私立医疗资源一并吸纳(陈林 等,2021)。通过集中管控和资源共享,O2O 社区医疗服务平台能帮助患者获得最适宜的、匹配程度最高的优质医疗服务,保障基层医疗资源得到持续高效的利用;同时可以减少信息不对称现象带来的负面影响,更好地控制医疗费用、减轻医疗系统的风险。

O2O 社区医疗服务平台的出现有效地缓解了我国目前基层医疗服务资源总量不充足、分布不均衡的问题,打破了社区患者就医的时间限制和空间地域限制,一方面,社区患者可以通过智能终端与医疗资源进行随时交互,进行在线挂号、在线咨询等活动;另一方面,O2O 社区医疗服务平台有助于拓展医疗服务的种类、范围和形式,使社区患者在接受社区医疗服务时有了更大的选择空间。与此同时,既有研究指出了当前 O2O 社区医疗服务平台面临的挑战与运行问题,例如没有做到线上和线下服务的同质化;不同医疗机构之间电子病历系统和诊疗信息不能实现共享互通;医疗服务水平低,覆盖程度低,难以满足患者个性化、差异化的医疗服务需求;O2O 模式的应用大多集中在预约服务和在线支付等非核心环节,一旦真正进入诊疗核心环节,就会面临政策和规定的复杂限制以及不同医疗机构之间的利益分配和责任归属等问题(王会笑 等,2021;蒋骏 等,2021;毕东军 等,2021)。

通过上述分析可知,当前利用 O2O 模式改造传统医疗服务已经成为基层医疗机构提能增效的重要途径和落地抓手,O2O 模式在分级诊疗体系建设过程中的作用已经得到了来自实践和来自文献的双重证明。然而,目前 O2O 社区医疗服务模式存在线上线下服务难以实现同步、医疗服务水平偏低、医疗资源之间利益分配难以协调以及 O2O 模式难以触及医疗服务的核心环节等问题。为了改善基层医疗服务条件、建设和完善我国的分级诊疗体系,迫切需要对这些问题的成因、根源进行探索,从而提出合理的解决方法。

2.1.4 研究现状小结

本节从 O2O 模式在医疗服务中的应用入手,介绍了当前国内外 O2O 医疗服务模式的发展现状。在 O2O 医疗的相关实践与研究上,国外的相关实践与研究起步较早;国内由于医疗健康领域的专业性和复杂性、医疗体制现状和政策标准上的限制,发展过程较为严谨,但是也在有条不紊地进行。

随着我国医疗体制改革的不断推进,O2O 医疗模式成为强化基层医疗服务的重要抓手,O2O 社区医疗服务平台开始得到推广和使用,旨在通过扩大基层医疗服务范围、优化服务质量来满足社区患者日益增长的多层次、个性化的医疗和护理需求。通过对既有实践和相关政策文件的分析可以大致做出判断,人口老龄化和人口健康信息化的不断发展,必然催生居民更加多层次、个性化的医疗服务需求,例如医养结合、个性化护理治疗等。仅依靠大型综合性医院是不足以满足上述需求的。因此,强化基层医疗是未来医疗改革的重要方向,O2O 社区医疗服务平台在未来将会得到进一步的推广和使用,对 O2O 社区医疗服务模式开展研究有一定的必要性。

针对前文指出的 O2O 社区医疗服务模式在实际运作中存在的线上线下服务难以实现同步、医疗服务水平偏低、医疗资源之间利益分配难以协调以及 O2O 模式难以触及医疗服务的核心环节等问题,O2O 社区医疗服务平台的经营主体有必要充分发挥自己的核心主体地位,在深刻把握 O2O 社区医疗服务模式下供需之间的复杂关系及其运行特征的基础上,探索出合理的解决方案。

2.2 互联网医疗模式的运行特征及供需关系研究综述

当前,直接针对 O2O 社区医疗服务模式的供应链管理的相关研究尚未展开,但围绕在线医疗平台所提供的服务(如医疗信息查询、在线疾病咨询、远程会诊以及远程治疗等多种形式的在线健康服务)展开的相关研究已经日趋成熟(郭熙铜　等,2017;Moorhead et al.，2013)。O2O 医疗模式与在线医疗模式同属于互联网医疗模式的范畴,在当前 O2O 医疗模式的相关研究尚未成熟的情况下,在线医疗服务模式的研究对本书的研究内容有着重要的参考意义。一般来讲,无论是在线医疗模式、线下面对面医疗模式还是 O2O 医疗模式,在医疗服务供应链资源系统的运行中,都需要主要考虑以下要素:服务需求方(患者/用户)、服务供给方(供应链上的医疗资源)以及供需双方之间的关系。本节主要从以下三个方面介绍互联网医疗背景下的相关研究,即从医疗服务需求方角度展开的研究,供需双方匹配关系的研究以及供需双方互动模式的研究。

2.2.1　从医疗服务需求方角度展开的研究

从医疗服务需求方(患者/用户)角度展开的研究主要包括用户分类与偏好研究、用户关系网络构建、用户行为分析等三个主要方面。

① 在用户分类与偏好研究主题下,学者们通过对用户在在线医疗平台上的发言进行分析,从而对用户进行分类,并归纳其偏好特征(Chen et al.，2020a;杨化龙等,2017)。例如,Wang et al.(2014)在社会支持理论的相关框架下,利用文本挖掘方法,根据用户的网络发帖内容对乳腺癌交流平台上的用户进行聚类并研究了不同类目下用户的偏好特征和其社会支持类型,包括信息支持、情绪情感支持以及陪伴支持。类似地,吴江等(2017a)在社会支持理论的相关框架下,利用 LDA 模型挖掘中文糖尿病患者交流平台中患者的社会支持类型,并以此为根据对患者进行分类,为平台对患者进行精准管理提供了条件。Abedin et al.(2020)对澳大利亚的大型癌症患者线上交流平台中 2009—2018 年间发布的大约 2 500 条信息展开了研究,采用内容分析的方法探究了不同患者对平台上各类服务的偏好程度。

② 在用户关系网络构建研究主题下,学者们主要对在线医疗平台中用户的个体属性和网络结构属性对用户关系网络构建的影响展开了研究。例如,吴江等(2017b)以"甜蜜家园"(中国最具规模的糖尿病患者线上交流社区)为研究对象,采用基于随机行动者模型的社会网络动态分析方法探究了用户个体属性和网络结构

属性对其朋友关系网络动态演化的影响。分析指出,性别相同且具有相同或相似年龄特征和疾病特征的用户通常会相互吸引;随着用户好友数量、在线时长和活跃程度的增长,其能吸引到的好友越多;还有,用户更倾向于与朋友的朋友建立亲密关系。类似地,吴江等(2017)以百度贴吧"肿瘤吧"为研究对象,采用相似的方法对该在线交流社区中用户关系网络的整体结构、演变趋势和个体网络中心性等进行了量化分析,在此基础上分析了用户个体网络属性对其他用户的在线交互行为的影响。该研究发现,在线交流社区中核心用户的分享、咨询和交友等行为对其他非核心用户的类似行为产生了较为显著的正向影响,社区管理者可以通过保持并增加此类用户的数量和保持并提高其活跃程度来提高在线交流社区中用户的活跃度。

③ 在用户行为分析主题下,各类研究主要探讨了影响在线医疗平台用户的选择和分享等行为的各类因素。例如,Bansal et al. (2010)的研究表明,用户是否愿意在在线医疗平台上披露个人信息取决于他们对平台的信任、隐私关注和信息敏感性,这些是由个人特征,包括人格特征、信息敏感性、健康状况、先前的隐私侵犯经历、风险信念和风险经验所决定的。周军杰等(2012,2015)和李国鑫等(2015)通过实证研究挖掘了影响不同用户群体在虚拟网络社区和平台上的知识共享行为和信息披露行为的因素。这些研究认为对用户进行细分是理解其知识共享、信息披露行为的前提条件。姜劲等(2020)利用广东省某三级甲等医院的线下门诊和住院数据与相对应的线上医疗文本评价数据,探索了线上和线下的医疗服务质量对患者线下就医决策和选择的影响。研究指出,随着在线医疗的普及以及患者对其接受程度的提高,线上和线下的医疗服务质量均正向影响患者线下就医的选择和决策,一般来说,医生在线上的美誉度越高、线下的平均住院日越短,患者越乐于选择该医生。李旭光等(2021)为了进一步理解在线医疗健康社区用户的知识互动行为,以百度的医疗健康类贴吧为例,研究了用户之间的情感互动与知识互动之间的关系。研究结论表明,二者之间存在相互促进关系,个人的疾病知识和经验陈述、除病情外的个人信息陈述及治疗经验分享对贴吧中其他用户的负面情绪向正面情绪的转化有促进作用。其中,以平静、接受和关心为代表的正面情绪有助于用户间信任程度与情感联结的加深,对知识互动有促进作用。曹仙叶等(2021)探索了在线医疗平台中服务种类多样性、医生受欢迎程度对患者就医决策的影响。他们以

"好大夫在线"医疗平台为例,研究了不同服务价格分组下的服务多样性对患者就医选择的影响。研究结果表明,对于中高价格的医疗服务而言,服务种类数量对患者群体的选择有正向影响;同时,医生的受欢迎程度起到了正向调节作用。沓钰淇等(2021)利用"好大夫在线"医疗平台的服务数据研究了网络口碑对患者就医选择的影响。研究结果表明,在线评论数量对医生电话咨询服务量和预约挂号量有显著的正向影响,负面评论比例对医生电话咨询服务量和预约挂号量有显著的负向影响,且影响程度大于正面评论。

通过对上述从医疗服务需求方角度展开的研究进行分析可知,随着互联网医疗的不断发展,越来越多的患者开始选择接受线上的医疗服务,例如在线医疗咨询、病情分享与交流、问诊/复诊等。患者的需求偏好、分享和选择等行为以及患者的关系网络构建均呈现出不同于传统医疗服务的特点(席海涛 等,2021)。通过进一步的分析可知,在互联网医疗背景下,患者对医疗服务的需求、患者的关系网络以及行为通常具有差异化、多样化和个性化的特点。由此可知,针对患者的需求特征进行分类,并深入探索不同类型患者的偏好特征、患者与平台之间关系的构建特征以及行为特征是各类互联网医疗服务平台对患者进行精细化管理的关键。

2.2.2　供需双方匹配关系的研究

在线医疗平台作为第三方在线服务平台,通常具有中立的立场和信息集成的特性,是医疗服务供应链运作的核心,其运作的主要目的在于以公平、公正的角色对医疗服务的供需双方进行高效的匹配,并为相应的交易和服务质量提供保障。由此可知,医患双方之间的匹配一直以来是在线医疗平台相关研究中的重要话题,相关研究主要以如何实现供需双方高效、灵活、准确的匹配为主。例如,陈希等(2019)指出以患者的差异化需求为根据配置适当的医疗资源是医疗服务系统高效运作的基本保障。他们基于患者差异化的就诊需求,提出了考虑患者预约行为的匹配决策多目标优化模型。先依据患者的预约行为及其就诊特征对患者订单进行分类,进而通过计算医患双方在多个指标维度上的差距获得医患双方的匹配程度,按照匹配程度最大化的原则为患者分配医疗资源。类似地,陈希等(2018)构建了符合患者期望模糊性和犹豫性等特征的智能医疗平台服务供需匹配优化模型。通过比较不同指标下患者的期望水平和医疗资源实际表现之间的差距,计算双方差异度和满意度,进而以医疗服务供需双方的满意度最大化为目标进行匹配。高宇璇等(2019)基于患者的异质性和其在需求上的个性化特征,计算了在线医疗平台上患者对医生的满意度和医生对患者的满意度,并在此基础上构建了考虑医患双边满意度和就诊稳定性的匹配决策模型,使用智能算法求解模型获得了最优的供需匹配方案。熊回香等(2020)对在线医疗平台中医患交互产生的文本数据进行了挖掘和分析,利用 word2vec 模型和余弦相似度将不同患者的需求的相似度计算出来,并以此为根据将患者划分为不同群体,在考虑群体差异的情况下构建医生推荐集。Qiu et al. (2021)提出了在线医疗平台两阶段医患匹配决策模型,该模型考虑了患者之间的相似性和医患双方的偏好,先基于患者相似度矩阵构建患者分组模型,进而利用具体的匹配规则计算患者与医生之间的综合偏好差值,进行双方的匹配。

通过上述分析可知,由于在线医疗平台能掌握更多的患者需求信息,撬动更多的医疗资源,因此在客观条件上具备为患者提供满足其个性化和多样化需求的能力。在进行供需匹配决策的过程中,平台作为医疗服务供应链运作的核心,通常需要兼顾患者的需求和服务供给方的实际能力,在对供需双方进行客观评价的基础上进行匹配分析。通常,既有研究更加关心医疗服务中医患交互的核心环节中医患双方的匹配程度,而对服务前环节(例如,患者根据医疗资源的服务水平、资质等因素对比医疗资源等环节)和服务后环节(例如,跟踪随访和复诊等环节)中的医患双方匹配维度疏于考虑,没有体现 O2O 医疗服务中医患双方全程深入交互的特征。而且,部分匹配指标通常较为固定,在体现患者的异质性特征和不同类型医疗服务的独特之处上存在一定的局限性。

2.2.3　供需双方互动模式的研究

供需双方互动模式的研究主要集中于医患交互模式研究以及在线患者满意度研究等方面。

医患交互模式研究。 众所周知,在医患互动过程中,医生和患者是重要的参与者,其中医生是服务提供者,患者是服务消费者。在经典研究中,Emanuel et al. (1992)将传统的线下面对面就诊中的医患交流模式归纳为家长型、信息型、解释型和协商型这四种类型。其中,除了由医生主导的家长型模式以外,在信息型、解释型和协商型模式中,患者都起到了重要的主导作用。与此同时,医生承担的角色和任务是多样的,例如在信息型模式中医生承担着专业知识输出的任务;在解释型模式中医生承担着健康顾问的角色;在协商型模式中医生则作为患者的朋友出现。医患关系基于医患交流的目的、医生承担的任务、患者价值观及其自主权的差异,呈现出明显的动态性特征。

然而,线上医患交流情景和医患各自扮演的角色关系与传统线下医患交流模式存在较为显著的差异。曹博林(2021)指出,在传统线下的医患互动过程中,一些非语言社交线索,例如语音语调、面部表情、肢体语言、人际距离等,可以帮助医生与患者形成较为亲密的关系。但是,在线下面对面问诊的情境中,医患双方对自我行为的评估与对方的主观感知之间尚且存在较多的不一致现象,在线上问诊情境下这种不一致的情况就更加严重。在线上问诊的过程中,由于医患之间通常只能依赖于具体的语言文字、图片、声音等来判断对方的沟通风格和情感态度,其主观知觉的结果与对方行为实际传递的信息之间的偏差可能很大,双方亲密关系的建立变得困难。此外,在线上医患交互过程中,由于双方都难以通过文本、图片等信息传递纵向等级、社会地位和权力关系等非语言社交线索,这就赋予了患者更高的自主权和参与感。既有研究通常将线上医患交互模式分为以下四种:一是由医生主导的以疾病为核心的家长式交流模式;二是由患者主导的以疾病为核心的消费式交流模式;三是由医生主导的以患者为核心的咨询式交流模式;四是医患协商条件下的以患者为核心的协商式交流模式。

在线患者满意度研究。在线上医疗服务模式下,医患双方作为医疗服务的主体和客体,借助于新技术、新平台对传统医疗服务的场景和边界进行了创新性的扩展。患者不仅可以随时随地以隐私性较强的形式与医生进行对话,获取专业化和定制化程度较高的医疗服务与健康信息,还能够在专业医疗资源与医学信息的赋能下获得更强的对于医患沟通过程的把控感和参与感。这种新特征也为线上医患交互过程中患者满意度的形成及影响因素带来了新的变化(May,2007)。在影响患者满意度的因素方面,学者们通常从医生维度、患者维度、医患交互维度、服务载体维度和环境维度这五个方面展开研究(Guo et al.,2018;Tseng et al.,2018;Guo et al.,2017;So,2000)。其中,医生维度通常包括医生专业性水平、医护人员态度、医生线上回复速度、服务种类及服务定价等因素。患者维度通常包括患者的受教育程度、年龄、收入、问诊历史、信任等因素。医患交互维度包括医患沟通质量、信息共享、诊疗过程专业性等因素。服务载体维度主要指医疗网站/App 等服务载体的易用性和人性化设计等因素。环境维度主要指线上医疗服务环境等因素。

具体地,Chen et al.(2020b)结合文本挖掘和计量经济学分析技术,深入研讨了在线医疗社区中医患互动机制对患者满意度的影响,研究发现患者的主动性能够增强医生的信息支持和情感支持,医生对患者的信息支持和情感支持又会对患者的满意度产生积极的正面影响。王若佳等(2019)采用扎根理论方法对在线医疗平台中患者的负面评价信息进行了定性分析,挖掘了影响患者满意度的因素合集,并通过进一步的分析得知,环境维度、服务载体维度和医生维度会通过影响患者的感知成本、感知信任、治疗效果及心理预期等四个方面对患者的满意度产生影响。晏梦灵等(2019)基于"激励—保健"理论视角,采用"先定性后定量"的研究方法探索了不同医患交互模式与患者满意度之间的关系。他们以国内某移动问诊平台中的 300 次医患沟通记录为例,先采用定性方法来识别医患交互模式的细分维度,再通过定量方法来验证不同交互维度与患者满意度之间的关系。结果表明,信息维度的交互是保健因素,即患者对移动问诊不满意的来源;而情感维度的交互则是激励因素,即患者对移动问诊满意的来源。此外,有研究使用患者在在线医疗平台接受多周期诊疗服务的数据探索了医患多周期互动质量与患者行为之间的关系。Yang et al.(2019)通过对在线医疗平台中的医患多周期交流数据进行分析发现,前序就诊阶段中医疗服务的响应时间、医患间互动深度和服务质量会影响患者后续阶段的就诊行为和满意度,并强调了患者满意度与信任在多个周期之间具有传递性的特征。这一研究表明,在多周期的医疗服务中,前序诊疗阶段中的医患互动可能会对后续多个诊疗阶段中的患者满意度产生影响。

通过上述分析可知,在互联网医疗的背景下,随着医患交互模式从传统的线下面对面模式逐渐拓展到线上模式以及线上和线下交融的 O2O 模式,医患双方的交互方式以及影响医患交互过程中患者满意度的因素也发生了重要的变化。

2.2.4　研究现状小结

通过本节分析可知,无论是线上模式、线下模式还是 O2O 模式,在如何有效利用医疗服务供应链资源方面,多数研究是围绕患者需求特征、医患匹配关系以及医患双方的交互特征展开的。上述互联网医疗模式的运行特征及供需关系的相关研究为本书探索 O2O 医疗服务模式下的供应链运行体系提供了启示和建议,例如如何对在线医疗服务平台的患者进行分类、如何对医患双方进行高效匹配以及如何提升患者满意度等。但是,正如既有文献所指出的,在 O2O 医疗服务的模式下,患者的个性化需求更加明显,这对传统的医疗服务提出了多层次、差异化的要求。同时,由于平台吸纳了更多的社会医疗资源,医疗服务能力的动态性也更强,给 O2O 医疗服务模式下的供应链管理带来了更多的挑战。如果不能对 O2O 医疗服务供应链上的各类医疗资源进行准确的选择和有效的把握,容易导致服务质量低、专业性差和医疗资源积极性差等影响 O2O 医疗服务平台运作和患者信任的问题(王墨竹 等,2022)。面对上述研究缺口和现实问题,有必要对 O2O 医疗服务供应链的整合优化问题进行探索,实现服务组合的优化和服务主体协作方式的优化。

2.3　供应链资源整合研究综述

2.3.1　供应链资源整合的内涵、维度与动因的研究

(1) 供应链资源整合的内涵与维度

"供应链"这一概念最早产生于制造业,是指核心企业通过对信息流、物流、资金流的控制,将从原料采购开始到产品最终到达消费者手中要经过的一系列环节的参与者连成网链状的结构模式。供应链管理是指通过协调、监控和过程控制,消除供应链中参与主体的沟通障碍和冗余,使其能向顾客提供增值的产品或服务(Kaufman,1997)。"资源整合"则是指通过对系统的组织和协调,把系统内部彼此相关而又相对独立的职能以及系统外部具有共同使命同时拥有独立经济利益的个体整合为一个高效运作的体系。供应链资源整合是通过对供应链系统的组织和协调,把供应链中的各种资源整合为一个高效运作体系的过程,该过程是由供应链中的核心企业所主导的(姚建明,2014)。在大部分文献中,学者们常提到的供应链整

合思想也包含了供应链资源整合的内涵。

目前,关于供应链(资源)整合内涵的研究有不同的侧重,例如,Rai 等(2006)对供应链整合的定义侧重于对具体对象的整合,他们认为供应链整合是核心企业对自身以及供应链上下游合作者之间的信息流、物流及资金流的整合。Power(2005)的定义强调对商业流程和具体功能进行整合,他认为,供应链整合涵盖了通过改善沟通、伙伴关系、联盟和合作来跨越组织边界整合核心流程的相关问题。类似地,Chen et al.(2009)将供应链整合定义为将组织内或跨组织的主要商业功能或流程整合到一个紧密连接的高效供应链网络之中。还有部分研究从供应链整合的目的角度进行定义,认为那些能实现相应目的的企业行为都可以称作供应链整合,例如,Naylor et al.(1999)认为供应链整合是指那些使供应链参与者之间的原材料、资金和信息等更加敏捷快速地流通,实现核心企业战略目的的行为和操作。

在上述分析的基础上,为了更好地突出本书的主旨内涵,本书采用了 Flynn et al.(2010)的定义,即供应链整合是指核心企业与其供应链伙伴进行战略协作,协同管理组织内部关系和组织之间关系的过程,目标是实现产品和服务、信息流和资金流的高效流动,从而以低成本和高效率为客户提供最大价值。

通过分析既有的供应链整合定义可以发现供应链整合中的几个重点。

首先,供应链整合是指对一个整体系统进行战略性整合与优化,而不是分散优化各个子系统(Vickery et al.,2013)。因此,战略性合作在供应链整合中具有重要地位,这种合作能够促进主体之间的信任,以及信息、奖励和风险的共担共享。既有研究指出,运营协调通常只能带来运营效益,但战略协调能同时带来运营效益和战略效益的提高(Sanders,2008)。

其次,供应链整合不仅强调核心企业对外部组织间关系的处理,还强调核心企业对内部关系的处理。供应链整合的维度可以划分为对外整合和对内整合,对外整合通常包括供应商以及客户之间关系的优化和改善,对内整合则是对核心企业自身资源、能力和流程等的改善(Schoenherr et al.,2012)。核心企业对客户和供应商的整合统称为对外整合,是指核心企业与供应链上的其他参与主体之间统一战略目标并且在运营流程上实现通力协作的过程(Stank et al.,2001)。具体地,核心企业对客户的整合是指通过与至关重要的客户展开合作而获取核心竞争力,而对供应商的整合是指通过与关键供应商合作获取核心竞争力。核心企业对自身内部活动和流程的整合称为对内整合,是指在客户需求的引导下,核心企业与供应链上的其他参与主体高效协作,将内部不同部门的运营过程和战略目标进行调整和同步的过程(Chen et al. , 2004)。

最后,供应链整合的本质目的是面向客户,也就是说,供应链整合的首要目标是以低成本和高效率为客户提供最大价值,这种顾客导向的战略在供应链整合过程中得到了多方认可。

通过对既有研究的分析可知,作为供应链管理的重要手段,供应链资源整合能够将供应链上的各类资源进行系统的协调和优化,促成各类资源的战略合作,将供应链上各类相互独立且相互制约的资源整合为一个低成本、高效率的协作体系,进而实现用户价值最大化的目标。本书主要从对外整合的维度入手探索 O2O 社区医疗服务平台的供应链资源整合问题。

（2）供应链整合的动因

随着信息技术的不断发展,全球商业竞争水平的持续提高带来了需求多样化的客户以及需求端驱动的市场,不完全竞争和不完全信息等因素驱动着核心企业进行供应链整合。马丁·克里斯托夫(Martin Christopher)曾指出,当今社会上真正的竞争已经不存在于企业之间,而是存在于供应链之间。由此,供应链整合的重要性开始得到业界和学界的重视,大量关于供应链整合的研究开始涌现。

目前,关于供应链整合的相关研究很多,但从现有文献来看,多数研究集中于供应链整合对企业绩效的影响,而对供应链整合的动因的研究尚不多见,Schmalensee(1973)、Arrow(1975)以及 Perry(1989)等学者对供应链整合的前因进行了探讨。在交易成本理论、资源依赖理论、信息不对称理论等的基础上,学者们认为供应链整合的前因主要包括降低交易成本和资源依赖、规避和缓冲外界不确定性以及不完全竞争和不完全信息等。

从交易成本理论的视角来看,不同企业之间的合作关系存在的根源在于交易成本与外部成本之和小于内部化后的总成本(Williamson, 1979)。由于规模经济和范围经济的存在以及有限理性的约束和联盟组织不完全契约的局限,企业更倾向于与其信任的供应商维持长期合作关系。供应链整合为核心企业与伙伴结成长期合作关系提供了便利,通过共享价格和供需信息来减少事前和事后的信息不对称;通过构建长期信任关系来减轻完全市场和完全科层的不利影响;长期定位、关系性的专有资产以及供应链伙伴的互动能够降低机会主义风险;增加供应商之间的协作和信任可以促进规模经济和范围经济的形成,从而降低交易成本,在市场竞争中获得优势(Dyer et al.，2003；Barney et al.，1994)。

从资源依赖理论的视角来看,为了维持生存并谋求长久的持续性发展,企业往往需要从外部环境中获取各类资源,那些对企业生存和发展至关重要的资源被称作核心资源。一旦企业对核心资源失去控制或管理不当,企业运营与管理的不确定性就会增强。为了缓解上述不确定性,取得对关键性、稀缺性资源的控制,企业需要与外部环境建立良好的关系。学者们发现,供应链整合可以有效地促进不同企业间的协作,帮助企业实现核心资源的搜索和整合,进而助力核心企业获取竞争优势(Dyer et al.，1998)。

从信息不对称理论的视角来看,由于企业管理者能够获得的信息有限,因此通常需要在信息不完全的情况下做出相关决策。这样看来,不完全竞争和不完全信息是外部环境不确定性的重要来源,而供应链整合便是解决企业间的信息不对称、促进交易企业间的信息共享和风险共担的一种有效的组织活动(Li et al.，2006)。

综上所述,核心企业进行供应链整合的动因大致可以归结为降低交易成本以及缓冲和规避不确定性,其中,规避不确定性主要包括规避信息不对称风险以及规避资源依赖所产生的风险两个部分。

2.3.2 供应链资源整合过程与作用的研究

目前,有关供应链资源整合的相关研究使用的方法较为广泛,主要包括实证研究方法、数学模型和优化算法等。一方面,使用数学建模和启发式算法等研究方法探索供应链资源具体整合过程;另一方面,采用实证研究相关方法探索不同维度的供应链资源整合对于核心企业/供应链经营绩效的影响。

(1) 针对供应链资源具体整合过程的研究

在针对供应链资源具体整合过程的研究中,学者们通常采用数学建模和优化算法等研究方法进行整合规律的探索。例如,Yao et al. (2016)研究了分布式制造背景下跨国企业在全世界范围内整合其供应链资源的问题。在考虑供应链网络内知识转移和组织间知识溢出的基础上,构建了面向全球分布式制造的供应链资源动态整合优化的模型和算法。姚建明(2015a)指出,在一个消费者的个性化服务需求不断增长的时代,为了提升消费者的体验价值从而维持自身的竞争力,各类网购企业开始对其后台的支撑性供应链资源进行结构化整合。在对网购企业的供应链运作模式和资源特征进行分析的基础上,该研究从供需动态协调的角度出发,设计了针对网购企业物流服务的供应链资源整合优化模型,并搭建了蚁群算法对上述模型进行求解。锁立赛等(2021)考虑到新零售模式下无人零售终端需要根据不同场景下顾客的差异化需求配置相应的产品,提出了针对无人零售终端供应链资源的整合优化方法,从不同场景下顾客差异化的需求偏好入手,构建供应链成员筛选机理和分类方法,在考虑供需双方利益均衡的基础上建立了供应链资源整合优化模型,并使用改进的蚁群算法进行了求解。Liu et al.(2018)指出,为了实现制造型企业向大规模定制模式转型,需要对其供应链资源进行整合优化。优化的重点在于基于客户的需求对各类供应链资源进行动态评价与整合。他们提出了服务大规模定制模式下供应链资源整合优化的模型,并使用改进遗传算法进行了求解。赵益维等(2013)探讨了服务型制造网络模式下的供应链资源整合优化问题,在分析服务型制造网络运作特征的基础上,挖掘供应链资源整合的内部环境和外部环境中的主导因素,提出了基于主导因素评判的资源整合决策模式,构建了整合决策优化模型。锁立赛等(2021)考虑到当前农村快递末端配送中广泛存在的服务效率低下和服务商群体专业性差等问题,提出了对末端物流资源进行整合优化以提高农村物流服务的整体水平。在对外部环境和内部环境中的关键整合因素进行挖掘和量化的基础上,构建了考虑整合风险的农村末端物流资源整合优化模型,并使用蚁群算法进行了求解。

(2) 不同维度的供应链资源整合对于核心企业/供应链经营绩效的影响

在针对不同维度的供应链资源整合对于核心企业/供应链经营绩效的影响的研究中,学者们通常采用实证研究等方法进行探索,主要内容包括供应链资源整合对企业运营绩效和商业绩效的影响。运营绩效主要指产品/服务质量、生产时间、灵活性和成本等指标。商业绩效主要指市场绩效表现和财务绩效表现,其中市场绩效包括市场份额及客户满意度等常见指标,财务绩效包括利润、销售量和 ROA 等常见指标。

Armistead et al.(1993)发现供应链整合可以通过促进供应链上各参与者之间的信息共享来实现保证核心企业生产计划的目标。Iyer(2009)的研究指出,B2B企业进行供应链整合对其企业财务绩效、市场绩效和运营绩效都有正向的影响,但是随着价格和需求的不可预测性的共同增加,供应链整合的积极影响有减弱的趋势。Zhao et al.(2013)在既有研究的基础上,将供应链整合的维度进一步拆分为对供应商的整合、对关键客户的整合和对内的整合。研究发现,对供应商的整合是加快核心企业生产进度的最关键因素;对关键客户的整合和对内的整合都可以提高企业的运营绩效,但对内的整合的影响力显著高于对关键客户的整合的影响力。对于顾客满意度的提高而言,尽管三个维度的整合都与客户满意度有显著的正相关关系,但是对关键客户的整合是最重要的影响因素。Koufteros et al.(2005)的研究发现,对内和对外的供应链整合均会对核心企业的产品创新能力和产品质量产生积极影响,并最终影响核心企业的盈利能力。尤其是在市场环境不确定的情况下,对关键客户的整合会显著提高核心企业的产品创新能力。Koufteros et al.(2007)收集了 57 家公司的样本数据,基于社会网络视角理论,验证了核心企业对供应商进行整合有助于提高其产品开发能力。更复杂地,Germain et al.(2006)发现,对内整合和对外整合〔主要是下游整合,例如与合作计划、预测和补充(CPFR)相关的各种信息的共享〕之间的交互作用会对核心企业的运营绩效产生影响,对内整合的程度越高,对外整合(下游整合)对运营绩效的促进效应越强。Droge et al.(2004)检验了核心企业的供应链整合活动对产品生产时间和企业反应速度等方面的影响。他们收集了北美地区三大汽车公司的 150 余家一级供应商的运营数据进行实证分析,结果指出,供应链整合能显著地减少产品生产时间、提高企业反应速度。此外,对内整合和对外整合的互动与企业的市场份额和财务绩效有显著的正相关关系。Devaraj et al.(2007)的研究发现,在电子商务技术的支撑下,核心企业对关键客户的整合正向调节了供应商整合对企业绩效的促进作用。

通过上述分析可知,目前大多数研究使用实证分析的方法来帮助管理者了解何种维度的整合可以提高供应链绩效。然而,管理者在做出最优决策的过程中和评估决策影响的过程中离不开数学模型的辅助,但目前从数学模型上探讨供应链资源整合的研究略显不足(Liu et al.,2018)。

2.3.3 医疗服务系统整合的研究

20 世纪 70 年代以来,随着我国人口老龄化进程的加快,糖尿病、心血管疾病等慢性病发病率呈指数增加,导致医疗费用支出快速增长,造成了沉重的社会和财政负担。与此同时,碎片化医疗卫生服务体系显现出低效率的特征,并且存在损害患者健康的风险。此外,三级医院的"虹吸效应"导致了基层医疗卫生机构服务能力低下、服务质量参差不齐以及患者对医疗服务满意度较低等问题(伍琳 等，2022;武海波 等,2021)。为了解决上述问题,《健康中国 2030 规划纲要》明确提出要全面建成体系完整、分工明确、功能互补、密切协作、运行高效的整合型医疗卫生服务体系。

早在 1996 年,世界卫生组织就明确指出了构建整合型医疗卫生服务体系的重要性,并定义了何为"医疗服务整合",即"对医疗卫生体系内服务所涵盖的各项资源进行组织优化和管理优化,使患者在健康出现问题的时候能够通过'友好'的方式获得系统性卫生服务,兼顾患者健康和经济价值创造。"医疗服务整合旨在通过解决医疗卫生服务体系碎片化的问题,提高不同医疗卫生服务间的协作程度,增强医疗卫生服务的连贯性(Manyazewal,2017)。由此可知,医疗服务整合通常是指以患者的需求为中心,将包括健康管理、疾病预防、疾病治疗和临终关怀等在内的各种医疗卫生服务资源进行整合,使其成为目标一致且高效协作的整体,进而根据患者需求,协调各级各类医疗服务资源为患者群体提供持续性的医疗服务。

参考世界卫生组织和泛美卫生组织对整合医疗的分类(Pan American Health Organization,2011),结合我国既有的医疗服务整合实践以及相关研究进行总结分析可知,医疗服务整合大致可以分为以下四类模式。一是横向整合模式,即整合主体对医疗卫生服务与社会服务和其他服务的提供者进行整合。二是纵向整合模式,即对医疗卫生体系不同层级的整合,例如由三级医院、二级医院和一级医院组成医疗集团或医疗服务协作体等。三是功能整合模式,即将医疗服务的激励、协调、筹资等支持因素进行整合。四是服务整合模式,即以患者的需求为核心,针对一系列的医疗卫生服务进行整合。当前各类整合模式在我国医疗改革的实践中均有体现,本书主要围绕横向整合模式展开探索。

Gröne et al. (2001)、Kodner et al. (2002)主张采用系统整合理论、社会网络理论和组织协调理论来指导医疗服务资源的整合,其中,对各项服务内部不同元素和单元之间的整合体现了系统整合理论的思想;内部成员单位中的契约、信任等治理方式和手段体现了社会网络理论的思想;整合系统内部的协调治理框架则体现了组织协调理论的思想。许兴龙等(2018)的研究指出,在"互联网＋医疗"背景下,医疗服务整合一般包括组织整合、功能整合、人员整合、规范整合、临床整合和系统整合等多个方面。王俊等(2021)构建了医疗组织整合的条件机制模型,解决了如何根据不同社会经济条件(区域经济发展水平、医疗卫生资源密集度)和公共治理能力(交通便利程度、筹资程度、政府部门权利让渡程度)来确定最优的整合模式的问题,认为整合成功的关键在于选择与社会经济和公共治理水平相适应的整合模式。

通过分析上述研究可知,当前医疗服务整合的研究重点在于从宏观层面设计国家或地区的医疗卫生体系的整合模式,优化医疗服务体系。但是,既有研究中对医疗服务整合的机制和模式设计较少下沉到具体量化运作和决策的层面。此外,既有的医疗服务整合研究更关注国家或地区的整体医疗卫生体系建设,却少有指导一般基层医疗机构/平台进行医疗服务整合的研究。

尽管针对O2O社区医疗服务平台供应链资源整合优化的研究尚未展开,但是上述关于医疗服务整合模式和理论基础的研究为本书指明了医疗服务供应链资源整合优化的重要性和必要性,并且明确了整合优化过程中普遍关注的重点问题。在对医疗服务供应链资源进行整合优化的过程中,需要将整个医疗服务的供应链视作一个整体,既要关注系统内部的协调性,也要使服务系统契合外部患者的需求,从而实现服务组合的优化和服务主体协作方式的优化。上述关于医疗服务供应链资源整合模式和理论基础的研究为本书解决O2O社区医疗服务平台的供应链资源整合问题提供了理论基础和基本思路。

2.3.4 第三方O2O服务平台供应链资源整合的研究

前文分析指出,当前医疗服务供应链资源整合的相关研究尚未下沉到具体运作和决策层面,O2O社区医疗服务平台供应链资源整合的相关研究尚未展开,但是关于第三方O2O服务平台供应链资源整合的研究已经相对丰富。通过前文分析可知,O2O社区医疗服务平台属于第三方O2O服务平台的一种特殊形式,因此,总结和分析第三方O2O服务平台供应链资源整合的研究对本书有重要的借鉴意义。

在信息技术领域,"平台"是指由计算机硬件和软件构成的信息系统及操作环境。随着我国经济结构转型的不断加快,服务业经济在我国国民经济中的比重逐渐增长,人们对于服务的需求呈现多元化、个性化的趋势。为了满足消费者对各类服务的多样化和个性化需求,第三方O2O服务平台模式被从国外引入并逐渐兴起。第三方O2O服务平台是指独立于产品或服务的提供者与需求者,集信息交流和服务交易功能于一体,遵循特定的交易与服务规范和法律法规,为买卖双方提供包括认证、交易、支付、物流、信息增值业务等服务的中立主体。O2O 社区医疗服务平台属于第三方 O2O 服务平台的一种特殊形式。

第三方 O2O 服务平台通常位于电子商务产业链的核心地位,主要的功能是为卖家与买家提供线上交易的场所。显然,任何企业运营所需的资源都是涵盖在其供应链网络中的,第三方 O2O 服务平台的运作也离不开其背后供应链资源的支撑。为了保证网络交易的顺利完成,平台通常需要对各类资源进行集中管控。然而,当前第三方 O2O 服务平台的运作中存在供需双方匹配效率低、服务供应商的服务质量和水平参差不齐、售后服务难以保障等问题,严重影响了消费者满意度的提升,从而制约了第三方 O2O 服务平台的长远发展。Yao(2017)提出想要实现平台资源的高效运转和价值增值,一方面需要对平台上个体资源的运作水平进行有针对性的提高,另一方面需要对资源个体提供的各项服务进行整合。为了实现这样的目的,有必要对第三方 O2O 服务平台的供应链资源进行整合优化。

在基于 O2O 平台的供应链资源整合研究方面,姚建明(2016)对网购平台的供应链资源整合问题进行了探索性研究。该研究指出,个性化的物流服务是帮助网购企业在同质化竞争中脱颖而出的重要优势,因此需要对物流服务供应商进行整合优化。在对网购的个性化物流服务模式进行分析和对资源整合主导因素进行挖掘的基础上,该研究构建了以整合成本最小和个性化物流服务准时性最强为目标的整合优化模型,并使用改进蚁群算法进行了求解。杨扬等(2020)针对养老服务平台的个性化服务整合问题展开了研究。考虑到不同的个性化服务组合在便利性上具有差异,他们提出了便利深度刻画方法,在此基础上从老人、平台运营商以及服务供应商这三方利益均衡的角度出发,同时考虑了服务组合的效用、服务组合的柔性以及不同服务供应商的自身资源使用情况,构建了供应链资源整合优化模型。彭建仿等(2021)针对农业社会化服务平台的供应链管理框架与组织模式进行了探索。为了响应规模农户对个性化、专业化和低成本的"一站式"集成服务的需求,有必要对供应链中的各类服务资源进行整合优化,使其成为高度协调、目标一致的服务系统。刘杰(2021)针对农产品直播电商服务平台的供应链资源整合问题展开了探讨。该研究指出,为了达到满足消费者需求和提高农户收益的目的,有必要对直播电商服务平台供应链的相关资源进行整合优化,促进商流、资金流和物流等"流"

的畅通流转。类似地,王墨竹等(2020)考虑到农产品进城和城市工业品下乡的交互过程中面临的电商平台运营不规范的问题,提出了基于效率与公平的乡村电商供应链资源整合的决策方法,构建了供应链资源整合的多维度指标,以服务质量最优、整合成本最小和准时性最强为优化目标,对城乡两阶段电商平台供应链进行深度优化。汤佳等(2020)介绍了江苏省苏北人民医院将入院检查、手术期管理、康复服务管理、日间手术管理等医疗服务和相关管理功能统筹整合到 O2O 医疗服务平台的例子,并指出针对 O2O 医疗服务平台供应链进行整合能够实现信息共享、医保打通、优化绩效等目标。

由此可见,目前围绕着第三方 O2O 服务平台供应链资源整合的研究主要集中在物流服务平台、养老服务平台、乡村电商服务平台、医疗服务平台等方面,相关研究主题值得深入探讨,上述供应链资源整合中的研究发现和方法指导对本书具有宝贵的借鉴意义。

2.3.5 研究现状小结

通过对既有研究的分析可知,供应链资源整合是供应链管理中的重要环节,核心企业通过整合供应链资源,可以最大程度地避免供应链上的参与者各自为政、流程割裂以及信息不对称带来的供应链整体运作效率低下的问题。目前有关供应链资源整合的研究主要从定性和定量的角度展开。一方面,通过定性研究的方法对供应链资源整合的内涵、维度和动因等方面进行了深入的分析,这类研究明确了供应链资源整合对于强化核心企业对供应链的全面系统管控有重要意义。另一方面,通过定量研究的方法检验了供应链资源整合在提高企业运营绩效和商业绩效等方面的作用及作用机理;部分研究围绕着整合过程进行数学建模,辅助管理者做出最优的整合决策。

目前,关于 O2O 医疗服务平台或 O2O 社区医疗服务平台的供应链资源整合的研究尚未展开,但是既有研究中关于医疗服务系统整合以及第三方 O2O 服务平台供应链资源整合的思路为本书提供了重要的参考。医疗服务系统整合的研究指出了针对医疗服务供应链进行整合的必要性,并指明了医疗服务供应链资源整合优化的具体思路和重点问题。第三方 O2O 服务平台供应链资源整合指出了第三方 O2O 服务平台供应链资源整合的规律、方法以及面临的挑战。

总体来看,上述研究对本书的研究的开展具有如下重要借鉴意义。

一方面,对 O2O 社区医疗服务平台进行供应链资源整合需要遵循一般性的整合规律。第一,需要对整体供应链系统进行战略性管理,在各主体统一战略目标的基础上统筹优化。第二,供应链资源整合需要对供应链上各主体之间的关系进行把握和处理。第三,供应链资源整合的本质目的是面向客户,核心目标是以低成本和高效率为客户提供更高价值的服务,使客户获得满意感,因此在围绕供应链资源整合过程展开的研究中,消费者的满意度往往是重要的优化目标。

另一方面,对 O2O 社区医疗服务平台进行供应链资源整合要考虑 O2O 医疗模式下医疗服务供应链的新特征。尤其是供给端、需求端以及供需双方交互的新特征,要在把握上述特征的基础上,以患者的满意度为核心,结合相关理论对 O2O 社区医疗服务平台的供应链资源进行整合优化研究。

值得注意的是,在既有的关于供应链资源整合优化的研究中,学者们普遍指出整合优化的过程中面临提高客户/消费者的满意度和整体供应链运作效率之间的复杂平衡问题,即企业或第三方 O2O 服务平台通过供应链资源整合优化,一方面需要实现满足消费者的需求,提高其满意度的目标;另一方面需要保证供应链的运作效率,而供应链的整体运作效率又与整合中的规模效应、范围经济以及企业/平台规避不确定性风险的行为等密切相关,这是由企业/平台进行供应链资源整合的动因决定的。由此可知,O2O 社区医疗服务平台的供应链资源整合过程中同样需要解决提高患者的满意度与保证整体供应链运作效率之间的平衡问题,这是整合过程中面临的核心矛盾。

2.4　患者满意度研究综述

2.4.1　患者满意度起源与内涵的研究

"满意"这一概念起源于社会心理学和行为科学领域的研究。20 世纪 60 年代,Cardozo(1965)首次将"满意"的概念引入营销学和管理学领域,并首次使用"顾客满意度"这一概念来评价企业的产品和服务质量。此后,医疗健康领域也陆续开展了"患者满意度"的研究。20世纪80年代,随着全面质量管理运动在医疗行业的日益兴起,患者满意度成为医疗机构服务质量考核的重要指标。在大多数研究中,患者满意度通常被视作医疗服务这一特殊情景下的顾客满意度,因此多数关于患者满意度的研究是在顾客满意度的理论和研究范式的基础上展开的。

许多学者针对"患者满意度"的内涵给出了定义,例如,McCracken et al.(1997)认为当患者产生与医疗经历相关的愉快感觉并愿意对医疗经历给出好评时,说明患者对本次治疗满意。在另外一些研究中,患者满意度被认为是相对稳定的积极态度和价值观,表现在患者服务体验的各个方面,包括服务可达性/便利性、医疗资源的可得性、护理的持续性、护理的有效性、财务、人性、信息收集、信息共享、环境的舒适性、质量/能力等(Fitzpatrick,1991;Pascoe,1983;Linder-Pelz,1982a)。

通过对既有研究的分析发现,大部分研究对患者满意度的定义是建立在需求和期望这两个因素的基础上的,例如,认为患者满意度是患者认为他们的期望被实现的程度(Bear et al.,1998;Greeneich,1993;Abramowitz et al.,1987;Risser,1975;Abdellah et al.,1957),或者患者认为他们的需求已经得到满足的程度(Hill,1997)。尽管学者们承认可能还有其他因素可以作为患者满意度构建的基础(Linder-Pelz,1982b),但是需求和期望这两个因素是被最广泛证实的。

从需求理论的角度来看,既有研究在定义个体需求时,通常间接地从引发满意感的因素或未达到满意感时产生的挫折中找到依据(Lederer et al.,1980)。早期研究根据个体或群体生存所必须满足的条件来定义基本需求和非重要基本需求(Malinowski,2015;Carlson,1957)。其中基本需求指当生理平衡受到干扰时出现的需求,非重要基本需求则指发展和维持人的身心健康所必需的条件没有得到满足时出现的需求。在此基础上,学者们意识到需求包含许多层次,Maslow(1943,1954)提出了人类需求的五级分类:生理、安全、爱、尊重和自我实现。Alderfer(1969)将人类需求分为存在、关联和成长的需求。既有研究表明,个体通常会对其需求表现出重视,因此,当个体需求受到挫折时,可能会出现身体或心理问题(Maslow,1943;Maslow,1954;Carlson,1957;Rist,1980;Doyal et al.,

1991),但同时,也正是需求受挫增加了个人寻求满足的动机。

在医疗服务中,由于患者身体内环境平衡的紊乱而产生的需求可以被视作寻求医疗帮助以恢复健康或减轻病症的动机。在医疗服务的情景下,既有研究通常采用 Bergman(1983)的分类方法将患者需求分成两类,一是保持健康和抵抗疾病的需求(保持身体健康,尽快康复或减少痛苦);二是个人需求(得到尊重和情感支持,并获得决策所需的相关信息)。当患者的需求得到满足时,就会产生满意感;而当患者的某些需求没有得到满足时,会产生需求挫折,这种挫折感会导致其转向其他医疗机构。

从期望-确认理论的角度来看,消费者在购买商品或服务前对商品或服务的期望与其实际效果之间的差距通常被视作满意度的来源(Zhou et al.,2009;Parasuraman et al.,1985;Oliver,1980;Oliver,1977)。当商品或服务的实际效果达到消费者购买前的期望时,消费者的期望得到确认;而当消费者购买前的期望和实际效果出现差异时,消费者的期望被否定。具体来说,当实际效果超过预期时,会产生正向不一致性;而当实际效果低于预期时,会产生负向不一致性,也就意味着消费者不满意(Oliver,1993;Halstead,1989;Oliver,1980)。

在医疗服务情境下,众多研究认为患者期望是其在接受医疗服务前预想/预估的各方面需求被满足的程度,进而将患者期望和实际治疗结果之间的差异视作患者满意度的来源(Cartwright,1967),当服务或产品达到或超过患者的期望时通常会为其带来满意感(Kenny,1995;Brody et al.,1989;Lebow,1983)。有学者对患者期望给出了多种定义,例如,Like et al.(1987)在分析患者的临床体验时,区分了患者的期望和要求。其中,期望与患者在医患交互过程中的预期有关,而要求则与他们希望得到的帮助有关。Ruggeri et al.(1993)将期望定义为医疗服务中各个部分在满足患者需求中的重要性。Williams et al.(1995)指出,期望是指患者陈述的就诊原因,通常与症状或问题有关,等待医生对此作出确认或回应。医疗机构可以帮助患者在治疗计划开始时形成可实现的期望,进而通过治疗来实现这些期望,提高患者的满意度。

综上所述,本书在探索 O2O 社区医疗服务平台中的患者满意度时,采用 Hills et al.(2007)建立在需求和期望基础上的患者满意度定义,即"患者满意度是指因患者在医疗保健的具体和一般方面的需求和期望得到满足而产生的一种成就感或满足感"。该定义将患者对不同方面、不同维度的医疗需求的期望作为满意度评价的基准,当实际医疗服务效果达到或超过患者的期望时,就会产生患者满意度。基于这一定义可以推断,O2O社区医疗服务平台的患者满意度取决于其各方面、各维度需求得到满足的程度,因此挖掘患者的差异化和多维度的需求偏好是刻画其满意度的基础。

2.4.2　患者满意度量化方法的研究

通过对国内外患者满意度量化方法的梳理可以探索出量化方法发展的两条主要脉络,一是测量工具和测量模型的发展,二是测量分析方法的进步。患者满意度的测量工具和测量模型主要指患者满意度量表和患者满意度理论模型与指数模型,用于探索患者满意度的多维决定因素。测量分析方法是指对患者满意度相关的指标进行变量分析时用到的数理统计方法,例如结构方程模型等。本书主要关注患者满意度的测量工具和测量模型。

从患者满意度的测量工具和测量模型的角度入手,可以对影响患者满意度的多种不同维度的因素形成直观的认识。Abdellah et al.(1957)构建了首个以评估护理服务质量为核心的患者满意度测量工具,通过与住院患者进行深入访谈获得其对医疗服务的满意度。Risser(1975)研制了基层医疗机构的门诊病人对护士和护理工作的满意度量表,他认为医护人员技术专业性、患者受教育程度、人际关系信任程度这三个维度对患者满意度的形成产生了主要的影响。Ware et al.(1983)开发了类目更加完善的患者满意度量表,其中包含医疗服务的便利与便捷程度、费用、医疗资源可利用性、连贯/连续性、医务人员业务能力和品德、医务人员的人道主义精神、保健效力和总满意度等八个维度。该量表既可以用于评估医疗服务质量,还有助于对医院的整体布局、资金利用和人员调配进行宏观层面的把控。影响范围较为广泛的患者满意度测量工具是美国的 Hospital Consumer Assessment of Healthcare Providers and Systems 患者体验调查问卷(HCAHPS),包含患者与医生和护士的沟通、医院员工反应能力与速度、对病患疼痛的管理、药物信息管理、出院信息管理、医院环境、患者对医院的整体满意程度及患者是否愿意向身边人推荐这家医院等维度,基本涵盖了患者接受医疗服务的全过程(Wild et al.,2011)。

我国的患者满意度测量工具的发展主要有自主研发和从国外引进两种途径。其中自主研发的患者满意度量表更加贴近我国医疗服务体系的具体特征,例如,针对综合医院住院病人的专用满意度量表(陈平雁 等,1999),从入院过程、医生服务、餐饮服务、护理服务、治疗结果、费用清单、辅助科室服务、医疗环境与设施等维度测量患者的满意度。此外,还有针对综合医院门诊病人的专用满意度量表(蔡湛宇,2002)和针对综合医院急诊病人的专用满意度量表(张超,2005)。针对综合医院门诊病人的专用满意度量表的测量维度包括候诊时间、医疗和护理专业性水平、知情选择、医辅服务水平、费用、结果和医疗服务环境以及综合满意度。针对综合医院急诊病人的专用满意度量表的测量维度主要有救护车速度与服务、治疗结果、费用清单、主要科室服务与辅助科室服务水平、护理服务、就医环境、等待时间等维度。

与此同时,一些营销领域著名的顾客满意度模型也被引入患者满意度评价模型的构建,例如 Reidenbach(1990)将服务质量差距模型 SERVQUAL(Zeithaml et al.,1988)引入了医疗机构患者满意度评价领域,用患者感知服务质量与期望服务质量之间的差距来表达患者满意度,SERVQUAL 模型中不同维度的内涵也做出了相应的修改。此外还有瑞典顾客满意度晴雨表模型(SCSB)及由其衍生的美国顾客满意度指数模型(ACSI)、欧洲顾客满意度指数模型(ECSI)以及日本的 Kano 模型等,也在修改、完善后被引入患者满意度评价研究。

随着互联网信息技术的不断普及,线上患者满意度的测量逐渐成为患者满意度研究的重要方向。由于面对面医疗服务与在线医疗服务在信息传递、医患关系等维度上存在显著差异,学者们普遍意识到现有的测量线下患者满意度的量化方法不适合测量互联网医疗情境下的在线患者满意度(Yang et al.,2015),因此开发了一些符合互联网医疗平台特征的患者满意度量表(李超 等,2021;鲍琪琪 等,2020)。然而目前被国际认可并广泛使用的、权威性的线上患者满意度量表尚不多见,相关研究大多沿用既有的线下患者满意度量表或者根据线上消费者满意度量表进行改造。

按照 Batbaatar et al.(2017)的研究成果,可以将影响患者满意度的各类因素划分为两类。一是与卫生保健服务提供者有关的决定因素,研究表明这类因素是最强决定因素,其中卫生保健提供者的质量、能力、设施的物理环境、可及性、护理的连续性、医院特点和护理结果都与患者满意度有积极和强烈的关联。二是与患者自身特质相关的因素,这类因素对患者满意度的影响相对较弱,包含 13 项人口统计和心理特征,例如年龄、性别、社会经济地位、婚姻、种族、地理特征、访问规律、停留时间、健康状况等。

通过对患者满意度各类量化方法的分析可知,既有研究已经对影响患者满意度的各类因素以及患者满意度的刻画方法进行了深入而广泛的探索,这为本书分析 O2O 社区医疗服务平台的患者满意度提供了借鉴。既有研究在测量患者满意度的过程中通常会从动态的视角入手,将患者的就医问诊过程分为多个阶段,例如诊前、诊中和诊后,根据患者的需求特征确定满意度的不同维度,进而基于期望确认理论,利用测量工具对患者不同就诊阶段、不同维度的满意度进行量化,以便对患者满意度进行全方位的把控。但是,既有的患者满意度量化方法尚未完全与我国高速发展的互联网医疗接轨。因此,如何在既有的患者满意度研究的基础之上,将 O2O 社区医疗服务模式的特点及其供应链运作的特点融入患者满意度的刻画是本书探索的重点之一。

2.4.3　患者满意度对医疗服务系统影响的研究

患者满意度对医疗服务系统的影响主要集中在两个方面,一是对医疗服务提供者,即医疗服务机构和医护人员的影响;二是对医疗服务接收者,即患者的影响。

(1) 患者满意度对医疗服务提供者的影响

从患者满意度对医疗服务提供者行为影响的角度开展的研究普遍强调了患者满意度在医疗机构持续进行质量管理和服务改进中的作用。20 世纪 80 年代,Donabedian(1988)提出将患者对服务质量的感知与医疗机构的质量评估联系起来,此后,医疗机构开始将以患者为中心的护理作为医疗保健任务的主要组成部分。越来越多的医疗机构意识到在制定质量改进措施和服务发展策略的过程中需要将患者的感受纳入考虑,患者满意度这一概念开始被用来作为医疗机构服务质量持续改进的工具。

Boyer et al.(2006)对法国一家教学医院的调研表明,患者满意度调查的负面结果导致该医院采取了一些针对医疗服务环境的改善措施。Draper et al.(2001)

在澳大利亚的维多利亚州进行了一项广泛的调研,研究指出越来越多的医疗机构开始采用患者满意度来衡量医疗服务的质量,并且有针对性地在护理模式、护理服务等方面进行了改进。Barr et al.(2006)以美国罗得岛州全州的医院为例,研究了患者满意度对其医疗服务改进的影响。结果表明,全州的医院都采用了患者满意度报告作为其医疗服务持续改进的方向和服务改进策略制定的依据,并且取得了不错的成效。倪丽等(2021)以 2017—2018 年江苏省淮安市第四人民医院的管理为例,探究了使用基于患者满意度理论的医院管理政策的实践效果。结果表明,该政策有助于增强患者就医体验的愉悦程度,提高患者满意度及忠诚度,对于构建和谐的医患关系、促进医院的健康发展有积极的应用价值。

尽管既有研究指出患者满意度作为医疗服务质量评估的重要指标能够促进医疗机构持续改进服务,但是也有研究给出了相反的结论。Zgierska et al.(2014)通过对医护人员进行问卷调查发现,尽管大部分研究证明了使用患者满意度来评价医疗服务会带来积极的改变,但这种举措可能会产生意想不到的后果。尤其是当医疗机构把患者满意度作为标准来评价医护人员的工作质量时,患者满意度调查可能会加剧医护人员的不满意情绪,进而导致医院人才流失和医护人员不适当的临床护理行为,例如服务态度消极、言语讥讽患者等。因此,正确地、适当地评估和使用患者满意度可以促进医疗服务持续改进,而过分强调患者满意度则容易导致消极的结果。

(2) 患者满意度对患者的影响

患者满意度对患者自身的长期诊疗选择行为的影响更加深远和复杂。这部分研究的理论依据主要源于顾客满意度的相关研究基础。具体来说,顾客满意感是一种购后情感,是购买后的实际效果与预期效果之间的差异,这种差异决定了满意度对于解释顾客的购后行为十分有力(王淑云 等,2021)。在常见的患者满意度模型,例如 SCSB、ASCI 和 ECSI 模型中,患者满意度均起到了影响顾客忠诚度的作用。相关研究表明,顾客满意度是忠诚度的重要决定因素,而忠诚度在服务系统中通常意味着"顾客对服务提供者表现出重复购买行为的程度,对该服务提供者具有积极的态度倾向,并在需要该服务时首先考虑该服务提供者(Gremler et al.,1996)"。一般情况下,满意度越高,消费者的持续重复选择行为越容易发生(罗晓光 等,2007;

Caruana，2002）。基于此，Caruana（2002）提出了一个通过顾客满意度将服务质量与顾客忠诚度联系起来的中介模型，即服务质量通过顾客满意度进而影响顾客忠诚度。

类似地，在医疗服务中，患者满意度对患者忠诚度的影响也得到了证实。患者忠诚度是指患者长期接受某一医疗资源服务的一种强烈意愿，以及由此而导致的患者重复选择同样医疗资源来接受服务的行为。既有研究表明，患者满意度的高低在很大程度上代表着医疗机构服务质量的高低（Naidu，2009），患者满意度越高，医疗机构服务质量就越高，而患者也自然倾向于更高质量的护理（Gesell et al.，2005；Jaipaul et al.，2003；Edlund et al.，2003）。Amin et al.（2013）对患者满意度与患者行为意愿之间的关系进行了探索，研究指出，入院服务、治疗服务、整体服务、出院服务和社会责任五个维度是衡量医院服务质量的重要维度，医院的服务质量会对患者满意度产生积极正向的影响，同时，满意度越高，患者就越乐于继续与医院打交道，并向其他人传递积极的信息。Zhou et al.（2017）探讨了患者忠诚度的八个潜在决定因素，即满意度、服务质量、价值、医院品牌形象、信任、承诺、组织公民行为和顾客投诉之间的综合影响，结果表明：服务质量对满意度和价值、满意度对信任和承诺、信任对承诺和忠诚以及医院品牌形象对服务质量和忠诚均存在着显著的正向直接影响。Fatima et al.（2018）的研究结果指出，优质的医疗服务能促进患者的满意度和忠诚度的形成。医疗服务质量，包括物理环境、客户友好环境、响应性、沟通性、隐私性和安全性等与患者忠诚度呈正相关，而患者满意度是其中介变量。这一研究与 Caruana 在 2002 年的研究结论具有一致性。Chang et al.（2013）提出，尽管患者满意度与患者忠诚度呈现积极的正向关联关系，但是仅依靠患者高满意度不足以实现患者高忠诚度，需要患者满意度、患者参与诊断过程和患者参与治疗决策这三种条件的结合才能够实现，这项研究首次提出了患者参与诊断和治疗这两个关键过程对于构建患者高忠诚度的重要意义。Wu（2011）和Asnawi et al.（2019）的研究也表明，医院提供的高质量服务会对患者的满意度和忠诚度产生积极影响。

由此可见，患者的满意度对整体医疗服务系统的影响十分重要，它不仅是医疗服务机构进行持续性服务改造的基本依据，也会对患者的长期诊疗选择行为产生影响。

2.4.4 研究现状小结

本节回顾了与患者满意度相关的研究,包括患者满意度的起源与内涵、患者满意度的量化方法以及患者满意度对医疗服务系统的影响。通过对既有研究的分析可知,当前关于患者满意度的研究已经十分成熟,且多数研究的理论基础建立在顾客满意度研究的相关基础之上。

既有研究通常采用患者对不同方面、不同维度的医疗需求的期望作为满意度评价的基准,当实际医疗服务效果达到或超过患者的期望时,就会产生患者满意度。基于这一定义可以推断,O2O 社区医疗服务平台的患者满意度取决于其各方面、各维度需求得到满足的程度,需要挖掘患者的需求偏好才能更好地刻画其满意度。此外,针对患者满意度的量化方法大多考虑了医疗服务的阶段性特征,从动态视角入手对患者不同阶段、不同维度的满意度进行量化,这对本书中患者满意度的量化具有重要的借鉴意义。

尽管学者们已经对患者满意度的决定因素和量化方法进行了深入的探讨,但是,目前的满意度测量方法主要以线下面对面医疗服务中的患者满意度为测量主体,而线上医疗服务中的患者满意度测量方法则尚在探索。如何在既有的患者满意度研究基础之上,将 O2O 社区医疗服务模式下的供应链资源运作及医患关系的特点融入患者满意度的刻画是本书探索的重点之一。

在患者满意度对医疗服务系统的影响上,既有研究普遍认为患者满意度会促进医疗机构进行持续性服务改进,并对患者的长期医疗服务选择行为产生影响。这一系列的研究成果和结论为本书提供了启发。然而,在既有研究中,医疗服务机构根据患者满意度改进自身服务的具体途径和机理却较少被讨论。类似地,患者的满意度影响其长期选择行为的机理也值得进一步的探讨。因此,如何运用上述研究发现,为患者提供符合其要求的医疗服务资源也是本书探索的重点。

本 章 小 结

本章主要探索的问题是如何通过 O2O 社区医疗服务平台的供应链资源整合

优化来解决当前 O2O 社区医疗服务平台在实际运行中面临的问题,从而实现促进 O2O 社区医疗服务平台长远发展的目标。在理论支持方面,本章对 O2O 医疗服务模式研究、互联网医疗模式的运行特征及供需关系研究、供应链资源整合研究和患者满意度研究这四个方面的研究进行了梳理和分析。这些研究为本书研究的开展提供了理论基础并明确了研究意义。

首先,随着"新医改"的不断推进,强化基层医疗机构的服务能力是国家各项政策和文件中多次提及的重点内容,利用"互联网＋"为基层医疗赋能是目前分级诊疗体系建设中探索的重点方向。而 O2O 模式作为"互联网＋"落地的有效突破口,其与基层医疗服务结合所带来的优势得到了广泛的认可,尤其是 O2O 社区医疗服务平台在推动优质医疗资源流动共享、转变服务模式和改善居民就医体验等方面的重要优势。

其次,目前关于互联网医疗模式的运行特征及供需关系的研究已经日趋成熟。既有研究围绕着互联网医疗服务系统中的供给端、需求端或供需双方交互特征展开研究,获得了大量对 O2O 医疗服务平台未来发展有益的研究结论并提出了富有建设性的发展建议。为了进一步地对供应链各子系统进行协同管理从而促进整体供应链运作效率的提高,需要从整体战略视角入手,对供应链上的各类资源进行整合优化研究。

如前文所述,供应链资源整合强调对供应链系统中相互制约又相互独立的各类资源进行协调和优化,使其成为一个高效率、低成本的协作体系。供应链资源整合的核心目的在于使客户价值最大化,因此在各类企业/平台供应链资源整合优化过程和决策的相关研究中,消费者的满意度通常是重要的优化目标之一。值得注意的是,在既有的关于供应链资源整合优化的研究中,学者们普遍指出整合优化的过程中面临着提高客户/消费者的满意度和提高整体供应链运作效率之间的复杂平衡问题,即通过对企业或第三方 O2O 服务平台的供应链资源整合优化,一方面需要实现满足消费者需求,提高满意度的目标;另一方面要保证供应链的运作效率,而供应链的整体运作效率又与整合中的规模效应、范围经济以及企业/平台规避不确定性风险的行为等密切相关,这是由企业/平台进行供应链资源整合的动因决定的。通过分析可知,针对 O2O 社区医疗服务平台进行供应链资源整合需要在一般整合规律的基础上,考虑 O2O 社区医疗服务模式下供应链运作的新特征,包括需求端社区患者需求的差异化特征,供给端医疗资源多样化、动态性和分散性的特征以及医患双方交互上的新特征,从而采用新的思路和方法进行供应链资源整合优化,实现提高患者满意度与提高整体供应链运作效率之间的复杂平衡。

最后,与一般性的供应链资源整合优化的思路相似,O2O 社区医疗服务平台进行供应链资源整合的核心目的是实现患者价值最大化,即满足患者差异化的就诊需求,从而使其获得满意感和幸福感。通过对患者满意度的相关研究进行梳理和分析可以看出,既有研究通常采用患者对不同方面、不同维度的医疗需求的期望作为满意度评价的基准,当实际医疗服务效果达到或超过患者的期望时,就会产生患者满意度。基于这一定义可以推断,O2O 社区医疗服务平台的患者满意度取决于其各方面、各维度需求得到满足的程度,需要先挖掘患者的需求偏好才能更好地刻画其满意度。此外,针对患者满意度的量化方法大多考虑了医疗服务的阶段性特征,从动态视角入手对患者不同阶段的满意度进行量化。如何在既有的患者满意度研究基础之上,将 O2O 社区医疗服务模式下的供应链资源运作及医患关系的特点融入患者满意度的刻画是本书探索的重点之一。

在患者满意度对医疗服务系统的影响上,既有研究普遍认为患者满意度会促进医疗机构进行持续性的服务改进,并对患者的长期医疗服务选择行为产生影响。这一系列的研究成果和结论为本书提供了启发。然而,在既有研究中,医疗服务机构根据患者满意度改进自身服务的具体途径和机理却较少被讨论。类似地,患者的满意度如何影响其长期选择行为也值得进一步的探讨。因此,如何运用上述研究发现,为患者提供符合其要求的医疗服务资源也是本书探索的重点。

第3章 O2O社区医疗服务平台供应链运作模式与整合特征分析

根据前文分析可知,O2O社区医疗服务平台建立的核心目标是为社区患者提供更加多样的、高效便捷的优质医疗服务,而实现这一目标离不开平台经营主体对供应链的有效管理,尤其是对供应链资源的把控与整合。在确定具体的供应链资源整合方案之前,O2O社区医疗服务平台的经营主体需要首先把握整合特征,即与一般的、传统的社区医疗机构相比,O2O社区医疗服务平台供应链资源整合过程的独特之处。经营主体对整合规律的准确把握通常是建立在对供应链运作模式和供应链上供需双方的特征进行深入分析的基础之上的。

需要特别指出的是,作为"互联网+基层医疗"的创新服务模式,O2O社区医疗服务平台的推广和使用改变了传统社区医疗情境下社区患者的就医方式和医疗资源的运作方式。准确地掌握上述改变对于O2O医疗服务平台供应链运作模式和供需双方特征的影响是分析O2O社区医疗服务平台供应链整合规律和特征的前提与基础。

因此,本章首先从O2O社区医疗服务平台的供应链运作模式分析和供需特征分析入手,总结归纳其供应链的需求端、供给端以及服务交互过程的特征;更进一步地,分析供应链资源整合中面临的挑战与难点。在此基础上,基于O2O社区医疗服务平台服务对象的差异,选取三种典型服务模式进行分类研究,并分别指出不同服务模式下O2O社区医疗服务平台在运作中面临的具体矛盾,以及通过供应链资源整合来解决矛盾的基本思路,为后续供应链资源整合优化的相关研究做好铺垫。

3.1　O2O 社区医疗服务平台供应链运作分析

通过对前文的分析可知,O2O 社区医疗服务平台与传统(线下)社区医疗机构在医疗服务范围、医疗资源种类和数量以及具体运作模式等方面存在着明显的差异,这种差异造成了二者的供应链结构特征以及供应链运作特征的明显差别。

从供应链的结构特征来看,传统社区医疗机构的供应链结构如图 3-1 所示。在传统社区医疗机构的供应链中,社区患者是医疗服务的需求方,社区医院及医院中的各类医护人员共同构成了医疗服务的供给方。传统社区医疗机构的供应链结构的核心是社区医疗机构,它不仅为医疗服务提供具体的场所,也承担着医疗资源的监管、调度等重要任务。

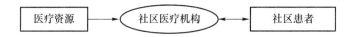

图 3-1　传统社区医疗机构的供应链结构示意图

O2O 社区医疗服务平台供应链的组成主体及其相互关系则更加复杂,基本结构包括 O2O 社区医疗服务平台、医疗资源(医疗服务供应商)、社区患者和互联网医疗技术服务资源等主要部分,如图 3-2 所示。O2O 社区医疗服务平台作为供应链的运作核心,承担着信息交互、资源整合与调度的功能,是供应链运作的主要组织者和医疗服务质量的监督者。一方面,平台广泛地连接来自不同区域、种类多样的医疗资源;另一方面,平台直接与社区患者的需求对接。医疗资源作为 O2O 社区医疗服务平台供应链中的服务供给方,通常包括基础医疗资源和社会医疗资源,其中,基础医疗资源通常由公立基层医疗机构提供,社会医疗资源则来自社会医疗机构。各类医疗资源兼具服务的后台和前台的功能,既能为平台提供服务支持,又能直接面向患者提供服务。社区患者既是 O2O 社区医疗服务平台供应链中的服务需求方,接受各类医疗资源提供的服务,也是服务系统中的重要"输入",向平台提出医疗服务需求。互联网医疗技术服务资源主要为 O2O 社区医疗服务平台供应链提供关键性技术和资金等方面的支持。

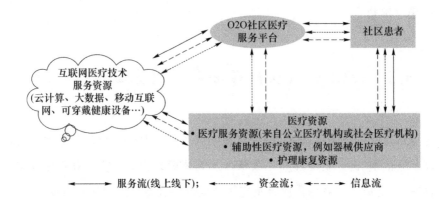

图 3-2　O2O 社区医疗服务平台的供应链结构示意图

通过上文的分析可知，由于 O2O 社区医疗服务平台在医疗服务范围、医疗资源种类和数量以及具体运作模式上的转变，其供应链结构发生了明显的变化，这也给其供应链运作带来了新的特征。把握 O2O 社区医疗服务平台供应链运作中的新特征是分析其供应链资源整合问题的基础，因此，本书在对北京市三家 O2O 社区医疗服务平台/机构进行实地考察的基础上，从 O2O 社区医疗服务平台供应链的需求端、供给端和服务交互过程入手挖掘其供应链运作特征。

3.1.1　供应链需求端特征——患者需求差异化明显

传统社区医疗机构通常存在着医疗服务基础薄弱、服务种类有限、医疗服务场所容量有限、医护人员专业性水平不高等问题（董志勇 等，2020），这就导致社区患者在传统社区医疗机构通常只能接受种类固定且数量有限的医疗服务，限制了患者在就诊内容和服务专业性上的个性化需求。一旦超出社区医疗机构的服务范围或者服务容量，社区患者就需要前往综合性医院或其他专科医院就诊。传统的社区医疗服务通常在线下医疗机构中进行，例如社区医院或社区诊所，社区患者必须前往医院才能进行挂号和问诊等服务，限制了社区患者在就诊地点和就诊时间上的个性化需求。传统社区医疗服务模式的上述特征限制了患者在就医过程中的个性化和多层次需求的产生。此外，传统社区医疗机构通常缺乏有效的、便捷的患者需求反馈机制和服务持续改进机制，即缺少能广泛收集患者个性化需求和其对医疗服务满意度的途径和手段，这也导致了客观上难以获得社区患者的差异化需求。

O2O 社区医疗服务平台通过线上技术手段与线下医疗服务的融合打破了传统医疗服务的诸多限制,一方面,扩大了社区医疗服务的范围,更多社区的患者可以借助于线上平台进行挂号和咨询等活动;另一方面,由于平台能够吸纳辖区内外数量和种类都比较丰富的医疗服务资源,因此能为患者提供线上线下多种形式、种类丰富的医疗服务。O2O 社区医疗服务平台的上述特征为社区患者提出差异化的需求提供了基础。首先,不同区域的社区患者通常在年龄、收入、基础健康等方面具有不同的特征,其对医疗服务的要求通常存在着较大的差异;其次,众多医疗资源的汇集使 O2O 社区医疗服务平台在客观上有能力提供多种类、多形式的医疗服务,社区患者挑选的空间也更大,进一步激发了需求端的差异化特征。具体来说,O2O 社区医疗服务平台供应链需求端的差异化特征主要体现在如下几方面。

(1) 社区患者对服务时间的差异化需求

O2O 社区医疗服务平台的服务宗旨是为社区患者提供方便快捷的基础疾病防治和诊疗服务,平台辖区内的患者对医疗服务需求的时间特征显著区别于传统社区医疗机构中的患者。在 O2O 社区医疗服务平台模式下,社区患者普遍希望平台提供就诊时间灵活的线上和线下医疗服务,例如,下班较晚的患者希望在社区医院处理一些小病,避免为了小病专门请假去大医院排队就诊;突发疾病的患者希望第一时间得到平台的紧急救治和帮助。除此之外,社区患者对诊疗时间和诊疗周期有着个性化的要求,部分患者仅需要高效、快速且便捷的医疗服务,但也有部分患者希望能在平台享受到完整而细致的多周期诊疗和护理,例如骨折患者可能希望在社区医院接受完整的多周期康复训练,老年患者在就诊时可能希望社区医生多花时间向他们介绍保健知识,或对他们进行心理疏导,减轻对疾病的恐惧感等。

总之,从需求的时间特征来看,社区患者对于医疗服务,包含线上服务和线下服务时间的灵活性、准时性和及时性普遍有更高的要求,并且对诊疗时间和诊疗周期有着个性化的需求。

(2) 社区患者对服务地点的差异化需求

在 O2O 社区医疗服务平台模式下,社区患者对服务地点有差异化的需求,例如,部分老年患者或慢性病患者需要医护人员到家中进行家庭医疗护理,一些上班族可能需要平台的线上医疗咨询服务等。更特殊地,部分患者在医疗服务的不同阶段对服务地点有着不同的要求,例如在线下进行初诊,但是在线上进行复诊。

（3）社区患者对服务内容的差异化需求

社区患者在服务内容的定制化程度上具有明显的差异化特征，具体表现在身体健康状况不同的患者对医疗服务的具体内容有着不同的需求。部分身患基础性疾病的患者可能根据其身体状况提出个性化、定制化的医疗服务组合，例如，某位患有多种基础性疾病的患者要求在每次康复治疗结束后为其进行一次详细的体检；某位患有慢性糖尿病的患者要求在基础治疗的基础上为其提供个性化的营养配餐服务等。而部分患者可能仅需要标准化的医疗服务，例如流感季节感冒患者在社区医院打点滴进行治疗等。

（4）社区患者对服务水平的差异化需求

社区医院在我国的医疗体系中属于基层卫生服务机构，医疗水平通常限于处理一般常见疾病，例如普通的发烧、感冒和慢性轻症疾病（如轻度糖尿病和高血压）等。当面对重症患者时，基层医生需要准确判断其病症，并及时将其转诊到上级医院。在O2O社区医疗服务平台模式下，社区患者对医疗服务的服务水平整体有了更高的期待。在此基础上，由于社区患者在家庭背景、健康状况等方面存在着明显的异质性，其对O2O社区医疗服务的水平也有多层次的要求。

综上所述，从O2O社区医疗服务平台供应链需求端的角度来看，与传统社区医疗机构相比，由于线上互联网技术的支撑和服务入口的拓展极大程度地缓解了既有的医患双方信息不对称的问题，因此社区患者对社区医疗服务的准时性、及时性，服务内容的广度和深度，以及总体医疗水平等方面有了多层次、差异化的需求，即社区患者既有标准化、大众化的医疗服务需求，又有个性化、定制化的医疗服务需求。

3.1.2 供应链供给端特征——医疗资源类型多样化

在O2O社区医疗服务平台模式普及前，传统社区医疗服务通常由社区医院、社区诊所等基层医疗机构提供，如图3-3左侧所示。由于基层医疗机构的医疗资源有限，而获取其他机构的资源又较为困难，所以限制了平台上的医疗资源总量和医疗水平的提高，仅能满足患者基本的医疗服务需求（如常见疾病的诊疗与转诊、常用药品供应等），而对于患者在问诊时间、地点、水平、服务内容等方面的特殊服务需求则没有相应的资源实力来满足。

　　与传统社区医疗机构不同的是,O2O 社区医疗服务平台通常以移动设备 App 或网页为载体,平台上的医疗资源主要由线上和线下两部分组成,主要包括社区医疗机构及社会上零散分布的专业医疗机构等,如图 3-3 右侧所示。O2O 社区医疗服务平台可以有效地借助于互联网技术的力量,通过服务入口的拓展和相关数据的支撑,撬动更多社会医疗资源并使其在平台聚集。

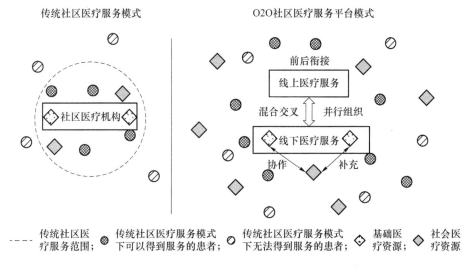

图 3-3　传统社区医疗服务模式与 O2O 社区医疗服务平台模式的资源供给对比

　　在 O2O 社区医疗服务平台模式下,线上和线下的各类医疗资源通过混合交叉、并行组织、前后衔接等方式为社区患者提供更加丰富的医疗服务。其中,混合交叉是指社会医疗资源与基础医疗资源相互融合,例如,社会医疗机构中的医护人员与社区医疗机构中的医护人员相互协作,为某位患者提供医疗服务或将社会医疗服务和基础医疗服务中的类似服务进行统一整合。并行组织是指基础医疗资源和社会医疗资源保持各自的独立性,按照合同规定相互协作、互为补充。前后衔接是指基础医疗资源和社会医疗资源一先一后地为某位患者提供医疗服务,其中前者的服务是后者服务的充分必要条件。在互联网技术和相关机制的支撑下,各类资源能够在 O2O 社区医疗服务平台上实现最大程度的相互连结和要素共享。这种集成和共享的特征使 O2O 社区医疗服务平台有能力为患者提供不同程度的定制化医疗服务,例如将中医与西医的治疗理念相结合,为患者提供个性化的护理服务;将餐饮服务与医疗服务相结合,为术后康复患者提供健康餐饮定制服务等。

但与此同时,与一般生产型产品不同的是,服务型产品具有的无形性、不可储存性、生产与消费同时进行等特性,使得任何服务型平台几乎无法通过服务能力的存储来平衡服务需求与服务供给,而是按需供给、实时调配。因此,O2O 社区医疗服务平台供应链上的各类医疗资源,尤其是社会医疗资源,通常并行地参与到多个服务网络和服务系统之中,导致其可用的服务能力不断变化。而且,由于引入市场化运作,O2O 社区医疗服务平台上的各医疗资源之间既相互协作,又相互竞争。为了更好地满足患者的个性化需求,获取竞争优势,医疗资源往往会在某种程度上主动地对自身的服务进行改造,即根据患者的需求在合理范围内对医疗资源服务内容和服务形式进行改造和提升。尽管这种改造行为给社区患者提供了更多的便利,但是也使 O2O 社区医疗服务平台供应链上各类医疗资源的能力和成本等要素处于不断变化之中。

3.1.3 服务交互过程特征——多主体全程深入交互

从 O2O 社区医疗服务平台供应链的运营过程来看,与传统社区医疗机构相比,其供应链上的供需双方在服务交互过程中呈现全过程深入交互的特点。通常来说,患者诊疗服务涵盖门诊诊疗和住院诊疗,以及衍生出的检查、购药、健康管理等多个环节。按照常见的医疗服务阶段划分标准,可以将患者接受的各类诊疗服务划分为"诊前、诊中、诊后"三个阶段。由于目前 O2O 社区医疗服务平台的服务范围有所扩大,因此本书基于服务三阶段理论将患者接受各类医疗服务的阶段划分为"服务前、服务中和服务后"三个阶段。其中,在服务前阶段,社区患者对医疗资源进行比照与选择;在服务中阶段,社区患者接受医疗资源提供的问诊和治疗等服务;在服务后阶段,社区患者对医疗服务进行评价反馈,医护人员对患者的病情进行持续跟踪等。

在传统社区医疗服务模式下,患者接受医疗服务的流程通常包括"挂号—问诊—治疗",患者前往社区医疗机构,根据自己的病情来挂号,接着等待医护人员叫号,接受问诊和治疗。从服务流程的完整性上来看,传统社区医疗服务模式通常只关注服务中阶段的医患交互过程,而对服务前和服务后阶段的医患交互过程疏于考虑。具体来说,在服务前阶段,患者通常只能根据自己对病情的判断,选择不同的科室或者医生进行挂号,在这一过程中,医患双方几乎没有交互活动。还有,服务后阶段的医患交互过程也常被忽略,一方面是因为前文提到的,传统社区医疗机构缺乏收集患者服务反馈的机制和途径;另一方面是因为医疗服务的能力有限,缺乏提供持续性的病情跟踪的人力和物力支持。由此可见,传统社区医疗机构供应链运作过程中的各个主体,尤其是医患双方缺少全程深度交互,加上医患双方本身就存在着专业知识不对等的情况,可能导致患者就诊效率下降。

而在 O2O 社区医疗服务平台模式下,医疗资源与患者通常能实现全流程的、深入的交互。这种全程深入交互的特点是以 O2O 社区医疗服务平台为媒介实现的,不仅体现在社区患者与医疗资源和 O2O 社区医疗服务平台的全程深入交互上,也体现在医疗资源与 O2O 社区医疗服务平台的全程深入交互上。

在服务前阶段,一方面,O2O 社区医疗服务平台通过智能化的导诊分诊,帮助患者进行症状自查、简单的自我用药等,实现精准预约挂号;另一方面,O2O 社区医疗服务平台可以在服务前阶段收集患者的就医偏好和身体基本情况,构建患者的电子健康档案,在此基础上根据患者的实际病情和其对医疗服务的偏好为其推荐合适的医疗资源,既能帮助患者找到正确的医疗机构和医生,也能为医疗机构分配适合的患者。例如,某位老年患者出现了风寒感冒的症状,且其本身患有糖尿病、高血压等慢性基础性疾病,此时 O2O 社区医疗服务平台可以为其推荐附近的老年病专科医院就诊。可以看出,在服务前阶段,O2O 社区医疗服务平台供应链运作中深入交互的特征主要体现在患者与 O2O 社区医疗服务平台的深入交互以及 O2O 社区医疗服务平台与各类医疗资源的深入交互上。

在服务中阶段,O2O 社区医疗服务平台将患者的就医需求与偏好提供给各类医疗资源,各类医疗资源根据患者的需求提前准备,争取提供精准、高效的医疗服务。例如,为不同患者提供多种形式的诊疗服务,如在线诊疗服务和线下诊疗服务等。与此同时,由于前期 O2O 社区医疗服务平台的智能化导诊和精准医患匹配使患者对医疗资源有了初步的了解并建立了基本的信任,因此患者与医疗资源在诊疗中可以避免一些无效交流,避免重复检查,节约了患者的时间成本,提高了就诊效率。可以看出,在服务中阶段,O2O 社区医疗服务平台供应链运作中的深入交互特征主要体现在患者与医疗资源的深入交互上,而这种交互离不开 O2O 社区医疗服务平台在其中的牵引和支撑作用。

在服务后阶段,主要是患者结束就诊后,O2O社区医疗服务平台可以通过多种渠道为患者提供与医院、医生之间的交流平台,平台功能包括评价反馈、沟通互动、慢病管理和药事服务等,体现人性化的就医关怀服务。在服务后阶段,O2O社区医疗服务平台供应链运作中的深入交互特征主要体现在患者、O2O社区医疗服务平台和医疗资源三者之间的交互之中。

由此可见,O2O社区医疗服务平台在运营过程中呈现多主体全程深入交互的特征。这种多主体全程深入交互的特征打破了传统社区医疗服务中患者就医的时间和空间地域限制,促进了医患双方的信息互通和医疗健康资源的有效流动,实现医院、医生与患者间更畅通的连接,增加就医灵活性,使就医流程和机制更加便捷、诊疗咨询和处置更加高效,有利于促进解决看病难、看病烦等当前社区医疗服务中面临的诸多难题,提升医患信任和患者的就医体验。

综上所述,O2O社区医疗服务平台作为基层医疗卫生机构转型的新兴模式,其供应链上供需双方的特征以及运作过程中的特征与传统社区医疗机构下供需双方的特征既有相似之处,又存在着明显的差异。与传统社区医疗机构不同的是,首先,在O2O社区医疗服务平台模式下,社区患者在医疗服务的时间、空间、内容和水平等服务因素上提出了多层次、差异化的需求;其次,由于引入市场化运作,O2O社区医疗服务平台上医疗资源的种类和数量更加丰富,集成了线上线下不同形式、不同来源的各类医疗资源,而且医疗资源之间的关系更加复杂;最后,O2O社区医疗服务平台的运营过程呈现多主体全程深入交互的特点。

3.2 O2O社区医疗服务平台供应链资源整合中的主要难点

上述O2O社区医疗服务平台供应链运作中不同于传统社区医疗机构供应链运作的新特点对O2O社区医疗服务平台的供应链资源整合过程造成了影响。本节将从O2O社区医疗服务平台供应链资源整合的基本流程入手,探索上述供应链运作特征给其整合过程带来的变化和挑战。

3.2.1　O2O 社区医疗服务平台供应链资源整合的基本流程

一般来说,服务型平台供应链资源整合问题主要是指服务型平台在用户需求的牵引下,对不同来源、不同层次、不同结构、不同内容的资源进行识别与选择、吸收、激活和有机融合,使其具有较强的柔性、条理性、系统性和价值性,并创造出新的服务模式的复杂动态过程。换句话说,服务型平台供应链资源整合就是在考虑用户需求和资源能力的前提下,对平台的供应链资源配置进行优化。

既有研究指出,服务型平台供应链资源整合问题主要涉及三个层次,分别是资源层、平台层和用户层(杨扬 等,2020)。类似地,O2O 社区医疗服务平台的供应链资源整合问题隶属于服务型平台供应链资源整合问题,但是又具有其特殊之处,图 3-4 整理了 O2O 社区医疗服务平台供应链资源整合的基本流程。

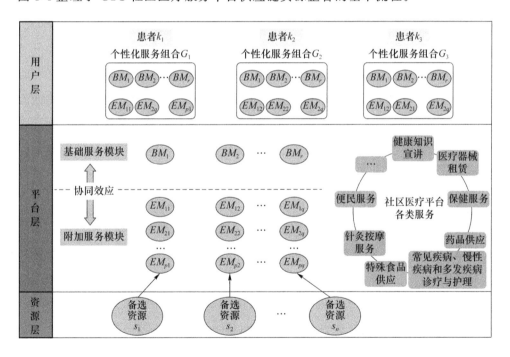

图 3-4　O2O 社区医疗服务平台供应链资源整合流程示意图

在图 3-4 中,资源层聚集了多种待选的医疗资源,不同医疗资源能够提供不同种类、不同形式的医疗服务,其服务能力和服务水平存在差异。用户层聚集了各个社区的患者,由于不同患者的经济状况、健康状况不同,其对 O2O 社区医疗服务平台的服务要求也不同。平台层则是联结资源层和用户层的桥梁,集合了不同医疗资源(供应商)的多种类型的服务。平台需要在评估各项医疗资源服务能力的基础上,根据社区患者对医疗服务的不同偏好和要求,向其提供不同的医疗服务。为了实现这一目的,O2O 社区医疗服务平台的经营主体需要基于患者需求和医疗资源的实际能力来进行供应链资源的整合优化。

为了做出合理的供应链资源整合决策,平台经营主体需要在把握平台层、用户层和资源层的具体诉求的基础上对三者之间的关系进行梳理。而在梳理具体关系的过程中,需要考虑到前文分析指出的 O2O 社区医疗服务平台供应链的运作特征,包括供应链的需求端、供给端以及服务交互过程中出现的新特征,以及这些新特征给 O2O 社区医疗服务平台供应链资源整合带来的难点与挑战。

3.2.2　O2O 社区医疗服务平台供应链资源整合中的动态性特征

与传统社区医疗机构的供应链资源整合过程相比,O2O 社区医疗服务平台的供应链资源整合过程具有明显的动态性特征。具体来说,传统社区医疗机构的服务半径通常仅涵盖其所在的小区或周边几个邻近的小区,辐射范围有限导致其服务的患者数量通常也是有限的,因此,为了保证成本的经济性,传统社区医疗机构通常仅提供常规性的、标准化医疗服务。这种运营方式就决定了传统社区医疗机构的服务种类和数量相对固定。因此,平台经营主体对供应链资源进行整合后,在往后的较长一段时间内,不需要再做调整。与此同时,传统社区医疗机构的供应链结构也相对稳定,除去某种医疗资源出现较为严重的医疗事故等原因,较少出现大的变化。

O2O 社区医疗服务平台的供应链则呈现出更加动态、更加复杂多变的特征。造成这种动态性特征的根源在于其供应链上供给端和需求端中的潜在不确定性。首先,正如前文分析指出,由于 O2O 社区医疗服务平台的辐射范围大幅扩大,其所服务的患者数量显著增加。不同区域的患者对医疗服务必然有着差异化的需求,这就决定了 O2O 社区医疗服务平台的经营主体需要根据患者的差异化需求对供应链资源进行动态整合。其次,从供给端来看,O2O 社区医疗服务平台通常以长期或短期合同签约的形式吸纳各类医疗资源,目的是充分利用 O2O 模式广延性的特点拓展医疗资源,医疗资源种类的增多使平台经营主体在资源整合过程中有了更大的选择空间,但同时,这种资源获取模式会导致不同时刻平台上可用的资源种类和服务能力都不同。这就决定了平台经营主体可以根据医疗资源的表现以及与患者需求的匹配程度对整合结果进行动态调整,例如根据患者的需求对某些医疗资源进行必要的改造、替换某个表现较差的医疗资源或者增加一些辅助医疗资源等。

可以看出,相比于传统社区医疗机构,O2O 社区医疗服务平台上患者需求的差异性以及医疗资源种类、数量和服务能力的动态性使得其供应链资源整合过程具有动态性特征,增加了整合过程的复杂程度。

3.2.3　O2O 社区医疗服务平台供应链资源整合中三方诉求的均衡

对于传统社区医疗机构而言,由于其服务的范围较为固定,且服务种类相对有限,因此其在实际运营过程中的目的主要是向社区患者提供高效的、标准化的医疗服务,而很少考虑患者的个性化或特殊性需求的满足。因此,传统社区医疗机构进行资源整合通常是以提高医疗机构的服务效率和保证服务质量为核心而进行的。

与传统社区医疗机构不同,在 O2O 社区医疗服务平台模式下,社区患者的需求呈现出差异化的特征,而且医疗资源的种类和数量都显著增加。通过前文的分析可知,O2O 社区医疗服务平台供应链资源整合过程涉及资源层、平台层和用户层这三个层次,分别对应医疗资源、O2O 医疗服务平台经营主体和社区患者这三个主体。不同主体在供应链运作过程中有着不同的利益诉求,一般来说,O2O 社区医疗服务平台经营主体的主要诉求在于降低运作成本,提高运作收益。医疗资源的主要诉求在于在实现自身收益最大化的同时与患者建立长期良好的医患关系,降低各类风险。社区患者的主要诉求在于自身的差异化就医需求得到充分的满足。由于多个主体在供应链运作过程中全程深入地交互,因此,O2O 社区医疗服务平台在整合供应链资源的过程中不仅要考虑自身的诉求,也要兼顾社区患者和医疗资源的诉求。为了实现三方主体诉求的均衡,O2O 社区医疗服务平台供应链资源整合过程中的优化目标呈现多元化的特征,即综合考虑患者满意度最大化目标、平台经营主体整合成本最小化目标和各类医疗资源运作效率或协作收益最大化目标等。

既有的服务型平台供应链资源整合问题的研究普遍强调了平台的主体地位，这是因为在大多数商业实践中，企业平台主导了资源整合的全过程，因此各类研究的切入视角集中在如何在供需匹配的基础上，实现平台利益的最大化。然而，O2O社区医疗服务平台的供应链资源整合问题与上述服务型平台供应链资源整合问题不同，O2O社区医疗服务平台供应链资源整合的目的通常不是实现自身利益最大化，而是提高整体社会效益，使我国的医疗体系更加完善，使患者的满意感、幸福感得到提升，使社会医疗资源更多地参与到医疗基础建设之中。从这样的目标出发，O2O社区医疗服务平台在供应链资源整合中就需要更多地考虑均衡三方主体利益诉求、缓解主体间固有的本质矛盾，进一步促成合作、建立信任、推进医疗改革的全面深化。

3.2.4 O2O社区医疗服务平台供应链资源整合中的主导矛盾转化

通过前文的分析可知，传统社区医疗机构的服务对象比较固定，医疗服务的种类较为单一。为了提高医疗机构运作效率、接诊更多患者、完成分级诊疗体系建设的重大任务，医疗机构通常需要增加服务种类或者服务数量。但是，传统社区医疗机构在实际运行中受到一定的成本限制和场地限制，导致其不能无限地增加自己的服务种类和服务数量。具体地，要增加服务的数量就必须减少每项服务的供给数量。因此，传统社区医疗机构供应链资源整合过程需要处理的主导矛盾是在一定成本和场所的约束下，服务种类与服务数量之间的矛盾。

在O2O社区医疗服务平台模式下，患者的需求呈现明显的差异化特征，而且O2O社区医疗服务平台获取和利用各类资源的形式和手段也较传统社区医疗服务模式发生了较大的变化，使得医疗资源的数量增加，服务规模得到了较大的拓展，这就导致O2O社区医疗服务平台供应链资源整合中的主导矛盾发生了改变。从原先的在一定成本和场所的约束下，服务种类与服务数量之间的矛盾，转化为满足患者差异化需求与提高整体供应链运作效率之间的矛盾。这是因为O2O社区医疗服务平台进行资源整合的核心目的在于满足患者差异化的需求，而为了满足患者差异化的需求,平台经营主体往往需要引入种类多样、数量丰富的医疗资源,但是这种做法不一定能带来整体供应链效率的提高。一方面,为了整合更多的医疗资源,平台经营主体往往需要支付更高的整合成本,但是受制于社区患者的需求频率和需求偏好等因素,相应的收益提高可能在短期内并不明显,这将对 O2O 社区医疗服务平台供应链的运作收益产生影响,进而导致效率下降;另一方面,引入更多的医疗资源可能导致医疗资源之间的关系错综复杂(例如,各类资源既相互竞争,又相互合作),同时 O2O 模式下医疗资源服务能力的不确定性和不稳定性较强,同样会对 O2O 社区医疗服务平台的运作效率产生负面影响。

本书以 O2O 社区医疗服务平台提供的三类典型社区医疗服务模式,即普通社区服务模式、特殊社区服务模式和混合社区服务模式为例,对上述主导矛盾的转化进行说明。其中,普通社区是指以青年为主要居住人口的社区,特殊社区是指以老年人、残障人士等特殊群体为主要居住人口的社区,混合社区是指多个年龄段人口混合居住的社区。

普通社区中居民平均年龄较低,需求的标准化程度较高且具有一定的趋同性。这种需求特征在客观上为医疗资源实现规模效应提供了便利,即医疗资源向多位患者提供相同或相似的标准化服务所带来的平均服务成本降低。为了保证服务种类的多样性,O2O 社区医疗服务平台往往需要配备足够的医疗资源来提供服务,但是患者通常对常规性、大众化的医疗服务有较为频繁的需求,而对部分非常规或小众的服务需求频率较低。上述特征常常导致 O2O 社区医疗服务平台运营成本居高不下,但是资源运作效率得不到提高。在这种情境下,提高供应链整体运作效率的关键在于各类医疗资源实现规模效应从而降低医疗服务的成本,提高供应链资源的运作效率。

特殊社区中的居民以老年人、残障人士等特殊群体为主,由于特殊社区中患者群体患有基础性疾病和慢性疾病的比例较高,因此患者通常会提出较高程度的个性化、定制化的医疗服务需求,这就需要 O2O 社区医疗服务平台为其提供定制化的服务组合以及形式更加丰富的服务。由于特殊社区患者的诊中需求个性化程度较高,在某种时间和地域的约束下,O2O 社区医疗服务平台不一定能找到与患者需求完全贴合的医疗资源,从而导致患者就诊效率下降。在这种情境下,提高供应链资源运作效率的关键在于提高服务的可靠性。

混合社区中居民的健康状况和年龄层次都具有较大程度的差异性,因此患者既有标准化、常规性的医疗服务需求,又有个性化、定制化的医疗服务需求。人口结构的复杂性和人口流动性的特征决定了 O2O 社区医疗服务平台难以对患者的需求内容进行准确预测,这就需要 O2O 社区医疗服务平台提供能在标准化服务和个性化服务之间动态地、高效地转变的医疗服务。在这种情境下,提高供应链资源运作效率的关键在于各类医疗资源具有实现范围经济的能力,即关键投入要素在不同种类、不同定制化程度的医疗服务中可以得到共享,从而以较小的投入灵活地拓展服务深度和广度。

由此可见,在 O2O 社区医疗服务平台供应链资源整合优化的过程中,主导矛盾转化为满足患者差异化需求与提高整体供应链运作效率之间的矛盾。而供应链运作效率方面的差异又主要由医疗服务的规模效应、范围经济以及医疗服务的可靠性来决定。因此,更具体地,O2O 社区医疗服务平台在资源整合过程中面临的主导矛盾在于满足患者的差异化需求与实现规模效应、范围经济和医疗服务可靠性之间的复杂平衡。

3.3　O2O 社区医疗服务平台的典型服务模式分析

正如前一节分析所指出的那样,在针对不同社区医疗需求的 O2O 社区医疗服务平台模式下,实现不同参与方诉求所要关注的重点问题具有明显的差异,主要体现在社区患者对医疗服务满意度评价的差异以及供应链运作效率方面的差异。这就导致 O2O 社区医疗服务平台供应链资源整合中的主导矛盾转化为满足患者的差异化需求,即提高社区患者的满意度,与实现规模效应、范围经济和医疗服务可靠性之间的复杂平衡。

为了深入探讨前文提及的医疗服务满意度评价、医疗服务的规模效应、范围经济以及医疗服务的可靠性等因素对 O2O 社区医疗服务平台供应链资源整合优化的影响,进而构建合理的资源整合优化模型和求解算法,本章选取了具有典型代表性的三类社区医疗服务模式为研究对象,分别为普通社区服务模式、特殊社区服务模式和混合社区服务模式。

在上述分类的基础上,本章分别对不同社区医疗服务模式下的 O2O 社区医疗服务平台供应链资源整合问题进行了分析。三类社区医疗服务模式下患者需求的不同特征决定了其在供应链资源整合优化中的重点问题和主要挑战上存在显著的差异,见表 3-1。

表 3-1　三类社区医疗服务模式下社区患者需求特点、优化重点及主要挑战

社区服务模式类型	需求特点	优化重点	主要挑战
普通社区服务模式	社区患者主要以标准化医疗服务需求为主。患者治疗周期普遍较短	解决满足患者种类多样的标准化需求与实现规模效应之间的矛盾,在此基础上提高患者满意度、降低平台的整合成本、提高医疗资源的运作效率	① 普通社区患者多维满意度刻画; ② 医疗资源规模效应刻画; ③ 考虑规模效应的平台整合成本计算
特殊社区服务模式	社区患者需求内容极度分散,以个性化需求为主。需求在时间和地点上具有较大的不确定性。患者治疗周期普遍较长	解决满足患者个性化需求与提高服务可靠性之间的矛盾,在此基础上提高患者满意度、降低平台的整合成本、提高医疗资源的长期收益	① 特殊社区患者多维满意度刻画及患者满意度对整合过程的长期影响机理; ② 医疗资源长期协作收益刻画; ③ 医疗服务可靠性的提高方法; ④ 考虑服务可靠性的平台整合成本计算
混合社区服务模式	社区患者需求内容呈现多层次、动态变化的特征,既有标准化需求,又有个性化需求。治疗周期复杂,既有长期治疗需求也有短周期治疗需求	解决满足患者多层次、动态性需求与实现范围经济之间的矛盾,在此基础上提高患者满意度、降低平台的整合成本、提高医疗资源的运作效率	① 混合社区患者多维满意度刻画; ② 医疗资源改造机理与范围经济刻画; ③ 考虑医疗资源改造的平台整合成本计算

(1) 普通社区服务模式下的 O2O 社区医疗服务平台供应链资源整合

在普通社区中,患者对医疗服务的需求以标准化服务为主,常规的、大众化的需求所占比例较高,且以短周期服务订单为主,这种需求特征使得医疗服务活动的规模效应比较容易实现。但是,普通社区中的患者通常对 O2O 社区医疗服务平台

上的一些常规性、大众化的医疗服务有较为频繁的需求,对一些非常规、小众化医疗服务的需求频率则较低。为了保证服务多样性,O2O 社区医疗服务平台往往需要配备多种医疗资源,这就导致平台上的部分服务资源利用率偏低,阻碍规模效应的实现,长此以往容易引发运营成本与收益的不匹配现象。与此同时,O2O 社区医疗服务平台针对一般疾病配置的医疗资源的同质化程度较高,往往导致其在提高医疗技术与技能和服务水平方面的积极性差,降低了青年患者对医疗品质的满意度;不同医疗资源之间合作难度较大、衔接不流畅等问题也较为突出。

上述问题对 O2O 社区医疗服务平台的运作效率及其口碑的树立产生了负面影响,更重要的是使社区患者无法获得满意的医疗服务。因此,有必要通过供应链资源整合优化来对这些问题进行有效的解决,在保证普通社区患者服务满意度的同时,解决运营成本高而医疗资源利用率偏低的问题。在普通社区服务模式下,O2O 社区医疗服务平台供应链资源整合优化的重点在于解决满足患者种类多样的标准化需求与实现规模效应之间的矛盾,在此基础上提高患者满意度、降低平台的整合成本、提高医疗资源的运作效率。为了将上述重点问题纳入优化模型,需要应对如下挑战:①在对普通社区患者进行需求特征分析的基础上,进行普通社区患者多维满意度刻画;②对医疗资源规模效应进行刻画;③在考虑规模效应的基础上对平台的整合成本进行计算。在此基础上,基于社区患者、平台经营主体和医疗资源三方诉求均衡的原则构建普通社区服务模式下的 O2O 社区医疗服务平台供应链资源整合优化模型。

(2) 特殊社区服务模式下的 O2O 社区医疗服务平台供应链资源整合

在特殊社区中,患者的需求内容分散且个性化程度高,极端个性化需求出现的可能性较大,且患者通常会在 O2O 社区医疗服务平台接受长期的医疗服务。由于社区内特殊人群较多,突发情况频繁,因此在特殊社区服务模式下,O2O 社区医疗服务平台在运行中往往面临着满足患者个性化需求与提高医疗服务可靠性之间的矛盾。具体地,由于特殊社区中患者需求的个性化程度高且不确定性较强,O2O 社区医疗服务平台在特定的时间和空间约束下可能找不到完全满足患者需求的医疗资源。上述矛盾出现的根源在于 O2O 社区医疗服务平台的供应链资源无法有效地为患者个性化、定制化需求的满足提供有效且可靠的支撑作用。与此同时,O2O 社区医疗服务平台也面临着医疗资源服务积极性不高、专业水平参差不齐以及不同医疗资源之间合作难度较大、衔接不流畅等问题。

在特殊社区服务模式下，O2O 社区医疗服务平台供应链资源整合优化的重点在于解决满足患者个性化需求与提高服务可靠性之间的矛盾，在此基础上提高患者满意度、降低平台的整合成本、提高医疗资源的长期收益。为了将上述重点问题纳入优化模型，需要应对如下挑战。①在对特殊社区患者进行需求特征分析的基础上，构建特殊社区患者多维满意度评价体系。由于特殊社区中患者对医疗服务的需求通常具有多周期、连续性的特征，患者对医疗服务的满意度也具有跨周期传递性的特征。本书在对患者的单周期多维满意度进行刻画的基础上，进一步地考虑满意度跨周期传递对整合过程的长期影响机理，并对其进行刻画。②在考虑医疗资源与平台信任纽带周期性发展的基础上，对医疗资源的长期协作收益进行刻画。③设计提高医疗服务可靠性的方法。本书基于区域医疗资源共享，提出基于医疗资源聚类的相互救援策略，增强平台的服务稳定供给能力。④在考虑服务可靠性的前提下，对平台整合成本进行计算。在此基础上，基于社区患者、平台经营主体和医疗资源这三方诉求均衡的原则构建特殊社区服务模式下的 O2O 社区医疗服务平台供应链资源整合优化模型。

(3) 混合社区服务模式下的 O2O 社区医疗服务平台供应链资源整合

混合社区中患者的需求呈现复杂无序和动态性的特点，兼具普通社区患者和特殊社区患者的需求特征。患者既有类似于普通社区中的标准化、常规化以及较短期的服务需求，又存在类似于特殊社区中的个性化甚至极端个性化以及长期的服务需求，同时患者的医疗需求呈现一定程度的动态变化特征。这就决定了 O2O 社区医疗服务平台需要灵活地、动态地为患者配置标准化和不同程度定制化的医疗服务。然而，各类医疗服务平台的承载能力都是有限的，由于场所、成本等因素的限制，不能无限制地吸纳医疗资源。面对这种复杂的需求，O2O 社区医疗服务平台在运作中通常面临着有限的医疗资源难以满足患者复杂且动态的服务需求的问题。具体来说，当平台主要提供标准化、常规化医疗服务时，混合社区中那些具有个性化需求或极端个性化需求的患者则难以获得便捷的医疗服务，例如丧失自理能力的老人；而当平台主要提供个性化、定制化医疗服务时，则会给那些仅需要标准化医疗服务的患者造成不必要的费用支出和时间浪费。

为了解决上述运作问题，O2O 社区医疗服务平台经营主体需要在一定的成本和场所的约束下,利用有限的医疗资源动态地平衡定制化服务和标准化服务,即通过灵活地调整平台上个性化服务和标准化服务的比重,使其能在满足患者复杂需求和保证供应链运作效率之间维系平衡。为了实现这种平衡,O2O社区医疗服务平台往往需要引导部分现有资源进行适度合理的改造和升级,这就需要各类医疗资源具备实现范围经济的能力,即实现关键性生产/服务要素在不同形式、不同定制化程度的医疗服务中共享,从而以较小的投入获取医疗服务种类的增加。对现有医疗资源进行改造不仅可以满足患者个性化的动态需求变化,也避免了平台主体获取新的线上体检资源所带来的协作成本与资源利用风险等问题。由此可知,在混合社区服务模式下,O2O社区医疗服务平台供应链资源整合优化的重点在于解决满足患者多层次、动态性需求与实现范围经济之间的矛盾,在此基础上提高患者满意度、降低平台的整合成本、提高医疗资源的运作效率。为了将上述重点问题纳入优化模型,需要应对如下挑战。①在对混合社区患者进行需求特征分析的基础上,刻画混合社区患者多维满意度。②对医疗资源改造机理及资源在改造中的范围经济进行刻画。为了使医疗服务更具灵活性,平台经营主体通常会基于医疗资源禀赋引导其进行适度的改造,改造的机理以及改造带来的范围经济需要重点刻画。③在考虑医疗资源改造的前提下,对平台整合成本进行计算。在此基础上,基于社区患者、平台经营主体和医疗资源三方诉求均衡的原则构建混合社区服务模式下的O2O社区医疗服务平台供应链资源整合优化模型。

本 章 小 结

本章对O2O社区医疗服务平台的供应链结构和运作特征进行了深入分析,通过对O2O社区医疗服务平台供应链的结构和运作模式的分析和梳理可以看出,相较于传统社区医疗,O2O社区医疗服务平台供应链在运作过程中出现了诸多新特征。在供应链的需求端,社区患者的需求表现出了明显的差异化特征。在供应链的供给端,医疗服务资源的来源更加多样且种类更加丰富;医疗资源之间关系复杂,既相互合作,又相互竞争。在供需双方的交互过程中,O2O社区医疗服务平台的供应链呈现多主体全程深入交互的特征。

　　上述 O2O 社区医疗服务平台供应链运作中的新特征给其供应链资源整合带来了新的挑战和难点。相比于传统社区医疗机构,O2O 社区医疗服务平台在资源整合的过程中需要均衡三方主体诉求的满足、妥善处理满足患者差异化需求与提高整体供应链运作效率之间的矛盾,并且需要将供应链结构的动态变化特征纳入考虑。

　　根据 O2O 社区医疗服务平台服务对象的差异,本章选取 O2O 社区医疗服务平台的三类典型服务模式进行了重点探讨,分别为普通社区服务模式、特殊社区服务模式和混合社区服务模式。基于不同服务模式下社区患者的需求特征,探索其在供应链资源整合中面临的主导矛盾和挑战,从而归纳出优化的重点内容以及后续的整合思路,为下文的展开做铺垫。

　　接下来,本书将围绕不同服务模式下的 O2O 社区医疗服务平台供应链资源整合问题展开深入的讨论和探索。

第4章 普通社区服务模式下的O2O社区医疗服务平台供应链资源整合

在本书中,普通社区是指以青年为主要居住人口的社区。这类社区中常住人口的结构较为单一且平均年龄偏低,主要存在于经济发达城市中青年人口集中居住的区域,例如青年社区。普通社区服务模式是指以普通社区中的患者为核心服务对象的O2O社区医疗服务模式。该模式下的患者群体年龄偏低,慢性疾病和疑难杂症出现的比例相比于中老年人群而言较低,患者通常只要求标准化的医疗服务,且以短周期治疗需求为主。同时,普通社区中患者的上下班时间通常较为规律,因此其就诊时间通常集中在节假日或者休息时间,例如晚间下班后或午休时间。

社区患者的上述需求特征使得普通社区服务模式下的医疗服务活动具有实现多阶段规模效应的潜力,例如为病情相似的患者集中提供线上复诊和病情咨询服务从而降低平均服务和管理成本。与此同时,为了保证服务种类的多样性,O2O社区医疗服务平台往往需要配备不同种类的、数量充足的医疗资源来为患者提供服务。但是,社区患者通常对大众化的、常规的医疗服务需求频率偏高,而对一些非常规的、小众的医疗服务需求频率偏低,这就容易造成部分医疗资源利用效率偏低甚至闲置,不利于平台实现规模效应。长此以往,O2O社区医疗服务平台容易出现经营成本与收益不匹配的情况,医疗资源的服务积极性也会降低,进而对患者满意度和平台声誉产生负面影响。由此可知,在普通社区服务模式下,O2O社区医疗服务平台通常面临着满足患者种类多样的标准化需求与实现规模效应之间的矛盾。

上述问题的实质是资源运作层的问题在平台层和服务层的反映,根源在于经营主体对供应链上的各类医疗资源选择不合理,且没有建立适合的机制来有效地把控和利用各类医疗资源。因此,有必要从运作层切入,对 O2O 社区医疗服务平台的供应链资源进行有效的整合。而正如前文指出的那样,O2O 社区医疗服务平台需要以社区患者的满意度为核心,兼顾医疗资源和平台经营主体自身的利益诉求对供应链资源进行有效整合,这就使得整合过程中存在如下三个难点。一是平台经营主体如何准确地把握普通社区中患者对医疗服务的偏好,挖掘出影响其满意度评价的多个维度;以及在此基础上如何准确量化上述患者的多维满意度,并将其引入整合决策之中。二是平台经营主体应该如何在满足患者种类多样的标准化服务需求的基础上,实现规模效应,从而控制平台运营成本并提高资源的利用效率。三是平台经营主体如何在考虑三方诉求的基础上构建整合优化模型,与各类医疗资源建立恰当的协作关系。

为了解决上述关键难点,本章首先对普通社区服务模式下的患者需求偏好特征进行了分析,并探究了上述偏好特征对供应链资源整合优化的影响,尤其是患者需求集中性和低频性带来的服务成本与收益不匹配以及医疗资源利用效率偏低的问题。其次,本章提出了普通社区服务模式下的患者多维满意度刻画方法。再次,本章分析了普通社区服务模式下医疗活动实现规模效应的方式,并提出了基于模糊数学的规模效应量化分析方法。在此基础上,围绕着满足患者种类多样的标准化需求与实现规模经济效应这一核心矛盾设计了普通社区服务模式下的 O2O 社区医疗服务平台供应链资源整合优化模型,并使用改进的遗传算法求解。最后,本章通过算例验证了模型和算法的有效性。

4.1　普通社区服务模式下患者的需求偏好特征分析

消费者需求偏好特征理论指出,消费者的需求偏好特征代表着其在实际消费过程中对商品或服务的不同阶段、不同方面的重视程度,商品或服务的提供者能否满足消费者的需求偏好特征会直接影响消费者的满意度及其购买意愿（Kumar et al. ，2015；Tripsas，2008；Srinivasan et al. ，1997）。在此基础上，结合 Hills et al.（2007）建立在需求和期望基础上的患者满意度定义，即"患者满意度是指因患者在医疗保健的具体和一般方面的需求和期望得到满足而产生的一种成就感或满足感"可以推断，O2O 社区医疗服务平台的患者满意度取决于其各方面、各维度需求偏好特征得到满足的程度。本章将从患者的需求偏好特征入手，挖掘影响患者满意度的多维因素。

尽管不同患者在 O2O 社区医疗服务平台接受的医疗服务的具体种类是不同的，但是根据服务三阶段理论（李民 等，2019；姚建明，2015b），其接受服务的过程都可以被划分为服务前阶段、服务中阶段和服务后阶段。其中，服务前阶段通常指患者在 O2O 社区医疗服务平台上挑选和比照各类医疗资源的过程；服务中阶段指患者接受医疗资源提供的问诊、治疗、住院等服务的过程；服务后阶段则指服务结束后患者与医疗资源的持续性交互过程，例如随访、病情持续跟踪等。在医疗服务的不同阶段，社区患者的需求特征也存在着明显的差别，即在不同的阶段关注医疗服务的不同方面以及医疗资源的不同能力或禀赋。在普通社区服务模式下，尽管每个患者有着不同的就诊目标和就诊结果，但是其在不同服务阶段表现出的对医疗服务的需求特征却具有一定的共性，且这种共性的需求特征贯穿就诊过程的始终。准确把握患者群体在不同阶段的具有共性的需求特征是挖掘患者满意度影响因素的基础。本节从普通社区服务模式下不同服务阶段中患者的需求特征入手，挖掘影响患者对医疗服务满意度评价的各个维度。

在服务前阶段，患者主要在线上挂号系统或线下挂号窗口对各类医疗资源进行对比和挑选。在这一阶段，普通社区中的患者较为关注医疗服务的服务形式、专业性水平和服务准时性等方面。①在服务形式方面，普通社区中的患者智能手机普及率较高，对互联网医疗有着较为深入的了解，因此其对在线医疗服务的认可程度较高。普通社区中的患者可能由于工作繁忙等原因，更容易也更乐于选择方便快捷的线上问诊和咨询服务，因此，普通社区患者对医疗资源服务形式的多样性，尤其是线上服务和线下服务的融合十分看重。②在专业性水平方面，普通社区中的患者不仅对线下医疗服务的专业性有具体、细致的要求，也对线上医疗服务的专业性有具体的要求。患者对于线下医疗服务专业性的评价主要看重其治愈率和相关资质的等级;对于线上医疗服务专业性的评价则主要取决于好评率和相关资质的等级。③在服务准时性方面,由于普通社区中的患者上下班时间较为规律,其就诊时间通常集中在节假日或者其他休息时间,例如晚间下班后、午休时间或晨起上班前。无论是线上服务还是线下服务,普通社区的患者普遍对服务的准时性有较高的要求,而且对等待时间非常敏感。

在服务中阶段,社区患者主要在 O2O 社区医疗服务平台上接受医疗资源的问诊和治疗服务。在问诊阶段,社区患者通过与医疗资源初步交互达到确认病因、制定治疗方案的目的。与传统社区医疗机构不同,在 O2O 社区医疗服务平台上,既有选择线上问诊的患者,也有选择线下问诊的患者。在这一阶段,无论是选择线上问诊还是线下问诊,普通社区中的患者都较为关注问诊的响应速度,普遍希望医疗资源能在较短的时间内为其准确指出病因,并提供贴合其病情的治疗方案。在治疗阶段,医疗资源根据患者的治疗方案为其提供医疗服务,通常来说,治疗阶段均在线下进行。在这一阶段,普通社区中的患者通常会关注服务环境卫生等级、医疗设备和医护人员的充足性等。在服务环境卫生等级上,普通社区中的患者普遍希望在整洁、卫生的环境中接受治疗,因此会关注医疗服务环境是否达到良好及以上等级。一般地,针对医疗服务环境的卫生标准已经十分完善,患者可以通过相关的卫生标准判断服务环境卫生等级。医疗设备和医护人员的充足性是影响医疗服务质量的重要因素。一般地,医疗设备和医护人员越充裕,患者能得到的治疗体验越好,治愈率越高。例如,医用雾化机是治疗哮喘等呼吸道疾病的重要医疗器械,每到秋冬季节大量患者需要接受药物的雾化治疗。设备不足会导致患者等待时间长、平均治疗次数少,治疗体验和治愈率都难以达到预期标准。

在服务后阶段,患者结束就诊后,O2O 社区医疗服务平台通过多种渠道为患者提供与医疗资源之间的交流平台,平台功能包括评价反馈、沟通互动等。在这一阶段,患者普遍关注医疗资源的反馈速度,即当患者出现用药上的疑问或者身体出现并发症时,希望医疗资源能够提供快速的响应。

综上所述,本章总结了普通社区服务模式下患者在不同阶段的需求特征,见表 4-1。

表 4-1 普通社区服务模式下患者在不同阶段的需求特征总结

医疗服务阶段	患者需求特征	具体内容
服务前阶段	服务形式多样性	线上医疗服务和线下医疗服务是否兼备，及其相互配合的程度
	服务水平专业性	线下医疗服务的治愈率和相关资质等级；线上医疗服务的好评率和相关资质等级
	服务准时性	在患者提前指定的时间段内提供医疗服务
服务中阶段	响应速度	在较短时间内查出病因，并制定治疗方案
	服务环境卫生等级	医疗服务环境的卫生程度和舒适程度
	医疗设备和医护人员的充足性	医疗设备和医护人员的数量
服务后阶段	反馈速度	在较短时间内对患者诊疗后的问题做出反馈

4.2 普通社区服务模式下患者需求特征对供应链资源整合的影响

通过对患者在医疗服务不同阶段的需求偏好特征进行分析可知，普通社区中患者的需求具有标准化的特征。虽然患者对医疗服务的定制化和个性化需求程度低，但是对服务种类的多样性有一定的要求，普遍希望 O2O 社区医疗服务平台提供种类较为丰富的标准化医疗服务。为了满足患者的上述需求特征，O2O 社区医疗服务平台通常需要配置种类丰富且数量较为充足的医疗资源。尽管从平台运营主体的角度来看，这样的医疗资源配置情况与普通社区中患者的医疗需求特点是相适应的，但也存在一些明显的问题。具体来说，普通社区中的患者对大众化的医疗服务具有较为频繁的需求，而对一些小众的、非常规性的医疗服务需求频率低，这就容易导致部分医疗资源接诊人数少，服务能力闲置，不利于实现规模效应。如果不对这种情况加以解决和处理，长此以往，O2O 社区医疗服务平台很容易出现经营成本与收益不匹配的情况，即经营成本居高不下而收益得不到提高，这是当前 O2O 社区医疗服务平台最常见的运行问题，也是平台长远发展的桎梏。由此可知，在普通社区服务模式下，O2O 社区医疗服务平台在运行中面临的核心矛盾是满足患者种类多样的标准化需求与实现规模效应之间的矛盾。

　　为了解决上述核心矛盾,O2O 社区医疗服务平台的经营主体需要从整体供应链入手,对平台上的各类医疗资源进行整合优化。为了提出合理的普通社区服务模式下 O2O 社区医疗服务平台供应链资源整合优化方案,一方面,需要对影响普通社区中患者满意度的各个维度进行识别和刻画,从而更好地选择优质医疗资源为患者提供服务,实现满足其种类多样的标准化需求、提高满意度的目标;另一方面,需要分析医疗资源实现规模效应的方式和途径,探索如何发挥医疗资源在实现规模效应上的潜力,降低服务成本;扩大医疗资源服务的范围,尤其是小众医疗服务的接诊范围,以扩大服务覆盖率,提高供应链资源运作效率。

4.3　普通社区服务模式下患者多维满意度刻画

　　通过前文的分析可知,患者满意度通常取决于其各方面的需求偏好特征是否得到满足以及得到了何种程度的满足。因此,社区患者在不同服务阶段的需求偏好特征就构成了患者满意度的不同维度。4.1 节详细地介绍了普通社区服务模式下 O2O 社区医疗服务平台中的患者在不同阶段具有的共性的需求偏好特征,在此基础上,本节将从患者多阶段、多维度的需求特征入手,构建普通社区服务模式下患者多维满意度量化模型,以此来衡量患者的需求偏好得到满足的程度,为将患者满意度引入后续供应链资源整合模型做好铺垫。

　　构建患者多维满意度量化模型主要有两个难点。既有理论指出,满意度来自预期效果与实际效果之间的差异(Staniszewska et al., 1998;Thompson et al., 1995;Oliver,1993;Linder-Pelz,1982b;Oliver,1980)。因此,第一个难点在于对患者满意度的不同维度应该选择何种量化指标,以及选取何种量化方法来体现这种患者预期效果与实际效果之间的差距。由于患者的满意度具有多维度的特征,不同维度对于患者满意度的影响程度也是不同的,因此如何确定不同维度在患者满意度量化中占据的具体权重是第二个难点。

4.3.1　普通社区服务模式下患者多维满意度评价体系

　　为了解决患者多维满意度刻画中的第一个难点,即针对不同的维度选择能反映其特点的指标来量化,以及如何在量化中体现满意度的本质——预期效果与实际效果之间的差距,本小节在实地调研和文献分析的基础上,使用医疗资源的实际服务水平与患者期望的服务水平之比来表示普通社区服务模式下的患者需求实际得到满足的程度,采用这种方法的前提是普通社区中的患者通常能准确地提出自身的需求和期望。普通社区服务模式下患者多维满意度评价体系及各维度计算方法见表4-2。

表 4-2　普通社区服务模式下患者多维满意度评价体系及各维度计算方法

序号	满意度维度	含义	计算方法
U_1	服务形式多样性	患者群体对医疗资源线上服务和线下服务配合程度的满意度	设 u_1 表示患者群体对医疗资源线上和线下服务的配合程度预期水平,u'_1 表示医疗资源线上和线下服务的配合程度实际水平。$u_1,u'_1 \in \{0.1,0.4,0.7,1\}$,表示配合程度从低到高。患者对服务形式多样性维度的满意度可以通过下式计算,即 $U_1 = u'_1/u_1$
U_2	服务水平专业性	患者群体对医疗资源线上服务水平专业性的满意度	设 $u_2(1)$ 表示患者群体对医疗资源线上服务专业性的预期水平,$u'_2(1)$ 表示医疗资源线上服务专业性的实际水平。$u_2(1),u'_2(1) \in \{0.1,0.4,0.7,1\}$,表示专业性水平从低到高。患者对线上服务水平专业性维度的满意度可以通过下式计算,即 $U_2(1) = u'_2(1)/u_2(1)$
		患者群体对医疗资源线下服务水平专业性的满意度	设 $u_2(2)$ 表示患者群体对医疗资源线下服务专业性的预期水平,$u'_2(2)$ 表示医疗资源线下服务专业性的实际水平。$u_2(2),u'_2(2) \in \{0.1,0.4,0.7,1\}$,表示专业性水平从低到高。患者对线下服务水平专业性维度的满意度可以通过下式计算,即 $U_2(2) = u_2'(2)/u_2(2)$
U_3	服务准时性	患者群体对医疗资源在指定时间范围内提供服务的能力的满意度	设 u_3 表示在一定的时期内患者群体对医疗资源准时开始服务的订单比例的预期水平;u'_3 表示在一定的时期内医疗资源准时开始服务的订单实际比例。患者对服务准时性维度的满意度可以通过下式计算,即 $U_3 = u'_3/u_3$

序号	满意度维度	含义	计算方法
U_4	响应速度	患者群体对医疗资源快速响应能力的满意度	设 u_4 表示患者群体对响应时间的预期水平；u'_4 表示医疗资源的平均响应时间。患者对响应速度维度的满意度可以通过下式计算,即 $U_4 = u'_4/u_4$
U_5	服务环境卫生等级	患者群体对医疗资源线下服务环境的卫生程度和舒适程度的满意度	设 u_5 表示患者群体对医疗资源环境卫生和舒适程度的预期水平,u'_5 表示医疗资源环境卫生和舒适程度的实际水平。$u_5, u'_5 \in \{0.1, 0.4, 0.7, 1\}$,表示卫生和舒适程度从低到高。患者对服务环境卫生等级维度的满意度可以通过下式计算,即 $U_5 = u'_5/u_5$
U_6	医疗设备和医护人员的充足性	患者群体对医疗设备和医护人员充足程度的满意度	设 u_6 表示患者群体期望的医疗设备与医护人员的数量,u'_6 表示医疗设备和医护人员的实际数量。患者对医疗设备和医护人员的充足性维度的满意度可以通过下式计算,即 $U_6 = u'_6/u_6$
U_7	反馈速度	患者群体对医疗资源就诊后问题反馈速度的满意度	设 u_7 表示患者群体期望的反馈时间,u'_7 表示医疗资源的实际平均反馈时间。患者对反馈速度维度的满意度可以通过下式计算,即 $U_7 = u'_7/u_7$

在表 4-2 中,普通社区服务模式下患者满意度的不同维度的计算方法均采用患者对某一维度的预期服务水平与医疗资源的实际服务水平相比较得出。以患者对医疗设备和医护人员的充足性维度的满意度(U_6)为例,当 $U_6 \geqslant 1$ 时,表示医疗设施和人员的实际数量高于或等于患者期望的数量,这说明,在这一维度上医疗资源能够让患者得到满意的服务;当 $U_6 < 1$ 时,表示医疗设施和人员的实际数量低于患者期望的数量,因此在这一维度上医疗资源不能使患者满意。

4.3.2　普通社区服务模式下患者多维满意度权重刻画

根据表 4-1 和表 4-2 可知,在普通社区服务模式下,患者在不同阶段展现了不同的需求特征,这些需求特征的满足是患者满意度的主要来源,因此,这些需求特征可以被称作患者满意度的不同维度。不同维度对患者整体满意度的影响和贡献是不同的。例如,显而易见地,服务水平专业性对于患者而言,其重要性高于服务环境卫生等级、医疗设备和医护人员的充足性。上述例子反映了在实际运用患者多维满意度评价体系时,患者会在心中对各维度的重要性有一个相对主观而且模糊的评价或者评级,这种评价将会显著地影响患者满意度。而且,随着患者多维满意度被纳入整合优化模型,这种重要性的评价还将影响 O2O 社区医疗服务平台经营主体的整合决策。对于那些重要性高的维度,平台经营主体有必要在整合中给予更多的关注。因此,本小节将解决患者多维满意度刻画中的第二个难点,如何准确地刻画不同维度对患者整体满意度的影响程度,即如何确定不同维度在患者满意度量化中占据的具体权重。

尽管社区患者对不同维度的重要性有一定的判断或感知,但是这种判断或感知通常是直观的、模糊的和内隐的,评价不同维度的重要性没有统一的标准,这造成了评价混乱,难成体系。因此,本小节将不同维度对患者选择医疗资源意愿的影响力作为评价其重要性的标准,即当某一维度发生改变(增加或减少)时对患者选择医疗资源的意愿造成的影响。这一标准可以有效地将患者模糊的、内隐的判断转化为更加客观的表现形式。以本书作者走访调研中发现的实际情况为例,某患者在对不同维度的重要性进行判断时,难以判断响应速度、服务准时性两个维度(因素)的重要性,在三轮的测试中给出了三种不同排序方式。而当调研人员引导其以这两个因素对选择医疗资源意愿的影响作为评价标准时,该患者则可以给出较为清晰的评价。

为了准确量化不同维度对患者选择医疗资源的意愿的影响,本书引入了弹性系数法。弹性系数法是经济学中衡量某两个相互联系的指标中某一指标的变化对另一个指标的影响的方法,在既有研究中得到了广泛的使用(覃艳华 等,2015)。既有研究广泛地证明了顾客满意度及其不同维度会对其购买意愿产生积极影响,类似地,患者满意度对其选择医疗资源的意愿也会产生积极影响,这一结论符合使用弹性系数法的前提条件。弹性系数(ω)的量化方法为:$\omega = (\Delta X / X) / (\Delta Y / Y) \times 100\%$,其中($\Delta X / X$)表示某维度的变化幅度,($\Delta Y / Y$)表示同一时刻某维度的变化为患者选择医疗资源的意愿带来的变化幅度。根据走访调研获得的结果,得到了不同维度与患者选择医疗资源的意愿之间的相互关系的函数,以服务准时性维度、医疗设备和医护人员的充足性维度为例,如图 4-1 所示。

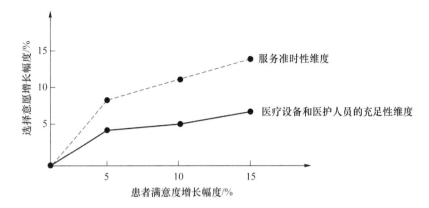

图 4-1　患者满意度的不同维度对其选择医疗资源的意愿的影响

（以服务准时性维度和医疗设备及医护人员充足性维度为例）

通过 4-1 可知,两个函数的陡峭程度不同,表明不同维度对患者选择意愿的影响不同。根据弹性系数公式,可以计算得出患者对普通社区服务模式下患者满意度量化模型中不同维度的重视程度 (ω_{un}),$\omega_{un} = (\Delta X_{un}/X_{un})/(\Delta Y_{un}/Y_{un})$,其中 $n \in N$,N 表示患者满意度量化维度的集合。在计算出患者对不同维度重视程度的基础上,设 ϑ_{un} 表示不同维度在普通社区服务模式下患者满意度量化模型中的权重,可以采用如下公式计算:$\vartheta_{un} = \omega_{un} \Big/ \sum_{1}^{N} \omega_{un}$,$n \in N$。

4.3.3　普通社区服务模式下患者多维满意度量化方法

在对普通社区服务模式下的患者多维满意度进行综合量化时,需要综合考虑患者对各个维度的评价和各个维度的权重。设 B_s 表示普通社区服务模式下患者对医疗资源 s 的综合满意度,B_s 的计算方法如下:

$$B_s = \sum_{1}^{N} \vartheta_{un} U_n \tag{4-1}$$

需要特别指出的是,在普通社区服务模式下,O2O 社区医疗服务平台进行供应链整合时需要考虑患者群体的平均满意度水平,因此,计算方法中的权重和各个维度的满意度均应该是综合考虑患者群体的需求偏好特征得出的结果。

4.4　普通社区服务模式下供应链资源整合优化目标分析

前文分析指出,在普通社区服务模式下,O2O 社区医疗服务平台持续发展中面临的根本性问题在于解决满足患者种类多样的标准化需求与实现规模效应之间的矛盾。为了解决上述矛盾,O2O 社区医疗服务平台经营主体需要对供应链资源进行整合优化,本节设计如下整合优化目标,即整合成本最小化目标、患者满意度最大化目标和医疗资源服务覆盖范围最大化目标,具体依据和量化方法如下。

4.4.1　考虑规模效应的整合成本最小化目标

对于 O2O 社区医疗服务平台经营主体而言,其在整合中需要付出的成本主要包括服务购买成本和管理成本。其中,服务购买成本是指当平台经营主体决定将某一医疗资源纳入整合范围后,购买其服务所需的费用,包括医疗器械使用费、医护人员工资等,通常被视作整合成本中最为重要和占比最高的成本;管理成本是指平台经营主体在实际运作的过程中监管、调度和协调各类医疗资源共同提供服务所需的成本。

在普通社区服务模式下,由于社区患者的需求通常具有标准化和集中性的特点,平台有较大的可能性在某时间段内收到大量相同或相似的患者需求订单,这一现象使 O2O 社区医疗服务平台上的各类医疗资源有条件通过实现规模效应来降低服务成本和管理成本(任晓波,2013)。

规模经济(Economies of Scale),也称规模效应,即当企业的产量规模达到一定的水平后,各生产要素的有机结合产生了 $1+1>2$ 的效应,使平均成本呈现下降的趋势。生产型产品的规模效应的实现主要来自供应商用相同的设备或生产工艺大批量地生产相同的产品带来的平均成本降低,例如,某一台设备一次生产或加工大批量的零部件,生产得越多,分摊到单个产品中的固定成本就越低,尽管变动成本成比例增长,但是平均成本呈现下降趋势。对于服务产品而言,其规模效应的实现则来自服务供应商向多位顾客提供相同或相似的服务带来的平均成本降低,例如,旅游服务供应商(旅游企业)将旅游目的地相同、旅游日期近似的游客组合成一个旅游团,统一安排餐饮、住宿和游览活动,来实现有效降低平均服务成本的目的。

在普通社区服务模式下,患者需求的集中程度较高、标准化程度较高,这些需求特征会给平台带来潜在的规模效应,从而降低服务成本,减轻患者的财务负担,发挥基层医疗的普惠功能。正如前文指出的那样,医疗服务通常具有较为明显的阶段性划分,在医疗服务的不同阶段和环节都具有实现规模效应的可能性。在服务前阶段,各类医疗资源可以通过提高服务的标准化和自动化水平来降低总体服务成本并提高导诊和挂号的效率,例如通过计算机程序对医患双方的多维度需求偏好进行动态、高效的批量化匹配,对导诊服务流程进行模块化处理等。在服务中阶段,医疗服务的规模效应来自医疗资源向多位患者提供相同或相似的服务所带来的平均成本降低。例如,体检服务中心可以将同样具有健康检查需求的患者集合起来,在一周中选择特定的时间段,请专家/医生为患者提供集中体检服务,并且通过集中采购的方式购入各类医疗耗材,以此来降低患者的平均体检成本和管理成本。在服务后阶段,医疗资源可以通过对患者的评估、反馈和复诊等环节进行批量化处理来降低部分管理成本。需要注意的是,尽管 O2O 社区医疗服务平台需要积极谋求规模效应的实现,但是医疗服务规模效应的实现必须建立在保证服务质量、安全性以及患者满意等条件的基础上。

上述普通社区服务模式下潜在的规模效应将会对平台整合成本的计算产生影响,因此,在计算服务成本的过程中需要考虑规模效应带来的平均成本下降。通过对规模效应的经济学分析可知,随着生产或服务规模的扩大,生产一件产品或提供一项服务的边际成本低于平均成本,这就说明规模效应存在。显然,规模效应不会无限扩大,当生产或服务的规模超过一定的范围时,由于管理和协调的复杂性会导致边际成本提高,所以当边际成本高于平均成本时,规模效应不再存在(姚建明,2015a)。在普通社区服务模式下,如图 4-2 所示,当医疗服务的规模(主要体现在相同或相似的服务任务/订单数量)小于 Q^* 时,平均成本曲线位于边际成本曲线的上方,此时存在规模效应,每增加一个服务任务的边际成本要低于平均成本;当规模大于 Q^* 时,此时不存在规模效应,每增加一个服务任务的边际成本要高于平均成本。

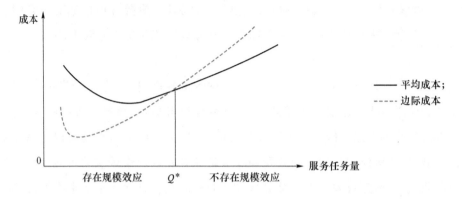

图 4-2　规模效应示意图

在医疗服务领域,规模效应中最优规模的实现具有一定的模糊性特征。一方面,医疗服务具有无形性、不可存贮性、生产与服务同时性等特点,这就决定了医疗资源的规模效应无法通过简单的批量生产模式进行衡量;另一方面,医疗资源的最优规模本身与其所在地区的医疗卫生服务需求、医院等级、医疗技术水平、疾病谱等因素有密切关系,不同的内外条件下各类医疗资源的最优规模相差可能较大。综上所述,本书采取模糊数学的方法对医疗服务不同阶段的规模效应进行量化。模糊数学方法通常被用来量化模糊现象、处理不确定和不精确问题(Yao et al.,2020;李民 等,2019)。通过对图 4-2 的分析可知,规模效应的实现程度呈现先增大后减小的趋势,因此选择三角模糊隶属度函数来描述规模效应从出现到消失的过程,如图 4-3 所示。

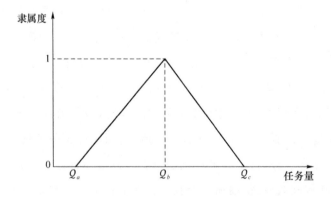

图 4-3　普通社区服务模式下规模效应模糊隶属度函数示意图

由此可知,某医疗资源 s 在订单规模为 Qn_s 时的规模效应模糊隶属度函数如式(4-2)所示。

$$r(Qn_s) = \begin{cases} 0, & Qn_s < Q_a \\ \dfrac{Qn_s - Q_a}{Q_b - Q_a}, & Q_a \leqslant Qn_s < Q_b \\ 1, & Qn_s = Q_b \\ \dfrac{Q_c - Qn_s}{Q_c - Q_b}, & Q_b < Qn_s \leqslant Q_c \\ 0, & Qn_s > Q_c \end{cases} \tag{4-2}$$

通过上述公式可以判断各类医疗资源实现规模效应的程度,本书将 $r(Qn_s)$ 记作规模效应系数。以医疗资源 s 在规模效应最高点带来的成本降低幅度(drs)为基准,令 $f(Qn_s) = r(Qn_s)$drs,$f(Qn_s)$ 表示当任务量为 Qn_s 时,医疗资源 s 成本下降的幅度。

4.4.2　患者满意度最大化目标

通过前文分析可知,提高患者满意度是普通社区服务模式下 O2O 社区医疗服务平台供应链资源整合优化的重要目标之一。通过 4.3 节的分析可知,在普通社区服务模式下,患者满意度的刻画需要从多个维度入手,且不同维度对于患者整体满意度的重要性不同,具体量化方法参见 4.3 节。

4.4.3　医疗资源服务覆盖范围最大化目标

通过前文分析可知,由于普通社区中的患者需求具有标准化、集中性的特点,因此一些小众化的医疗服务受众群体较少,提供这些服务的医疗资源很容易出现服务闲置的情况,从而导致成本和收益的不匹配。为了缓解上述不匹配的现象,尽量满足患者种类多样的标准化服务需求,扩大医疗服务的服务覆盖范围是一条可行的路径,即扩大医疗服务的地理范围,使其能为更多患者提供服务,从而在一定程度上提高医疗资源的利用效率,解决成本与收益不匹配的问题。

显然,不同医疗资源在服务覆盖范围上存在着较为明显的差异,为了表现这一差异,本书假设每个医疗资源 s 的服务区域为以其自身所在位置为圆心,$r(s)$ 为半径的圆形区域(王墨竹 等,2019)。服务半径通常取决于一个医疗资源的员工数量和设备数量等因素,因此,不同医疗资源有着不同的服务覆盖范围,服务覆盖范围的计算方法为:$Area(s) = \pi r^2(s)$。

在确定服务覆盖范围的基础上,可以通过辖区内的平均人口密度估算医疗资源服务覆盖范围内的人口数量,设辖区内的平均人口密度为 ρ,可以通过辖区内总人口与辖区总面积之比计算得到,在不考虑人员短期内大量迁徙的情况下,该人口密度可以用于估算医疗资源的服务覆盖范围,计算方法为:$Scale(s) = \pi r^2(s)\rho$。

4.5 普通社区服务模式下供应链资源整合优化模型构建

本节将提出普通社区服务模式下 O2O 社区医疗服务平台供应链资源整合优化模型。该模型中的基础假设包括:①平台经营主体在进行供应链资源整合时,可以提前获知各类待选资源的整合参数;②每个医疗资源只能提供一类服务;③由于普通社区中患者需求较为稳定,因此 O2O 社区医疗服务平台的经营主体可以对未来一段时间内患者对某种医疗服务的需求进行较为准确的预测。模型中的索引、参数和决策变量见表 4-3。

表 4-3 普通社区服务模式下供应链资源整合优化模型中的符号及说明

类别	符号	说明
索引	w	服务种类的索引为 $w, w=1,2,3,\cdots,W$。W 表示 O2O 社区医疗服务平台提供的服务种类总数
	k	患者群体的索引为 $k, k=1,2,3,\cdots,K$。K 表示平台经营主体根据疾病类型对患者进行细分得到的患者群体总数
	s	医疗资源的索引为 $s, s=1,2,3,\cdots,S$。S 表示 O2O 社区医疗服务平台中为患者提供服务 w 的待选医疗资源总数
参数	CE_s^w	医疗资源 s 提供服务 w 的成本
	Q_s	O2O 社区医疗服务平台的经营主体针对医疗资源 s 进行管理和调度的成本
	B_k^w	患者群体 k 对医疗资源 s 的满意度
	N_s^w	医疗资源 s 在整合周期内的最大服务能力
	$r(s)$	医疗资源 s 的服务半径

类别	符号	说明
参数	ρ	O2O 社区医疗服务平台辖区内的平均人口密度
	$D(w)$	整合周期内,患者对医疗服务 w 的最大需求量
	F_s^w	在考虑规模效应的情况下,医疗资源 s 提供服务 w 时的成本下降幅度
	SAT_{sk}	由平台经营主体设定的最低可接受的患者满意度水平
	$\mathrm{COO}_{s,s'}$	第 s 个和第 s' 个医疗资源之间的协作程度。$\mathrm{COO}_{s,s'}$ 包括五个级别,$\mathrm{COO}_{s,s'} \in \{1,2,3,4,5\}$,表示协作程度从低到高
	DCOO	由平台经营主体设定的最低可接受的医疗资源协作水平
决策变量	X_s^w	当医疗资源 s 被平台经营主体选择提供服务 w 时,$X_s^w=1$;反之,$X_s^w=0$

本章从三方利益均衡的视角出发,设计如下普通社区服务模式下的 O2O 社区医疗服务平台供应链资源整合优化模型。

$$Z_1 = \min \sum_{w=1}^{W} \sum_{s=1}^{S} X_s^w (\mathrm{CE}_s^w - F_s^w + Q_s) \qquad (4\text{-}3)$$

$$Z_2 = \max \sum_{w=1}^{W} \sum_{s=1}^{S} \sum_{k=1}^{K} B_{sk}^w X_s^w \qquad (4\text{-}4)$$

$$Z_3 = \max \sum_{w=1}^{W} \sum_{s=1}^{S} \pi r^2(s) \rho X_s^w \qquad (4\text{-}5)$$

s. t.

$$\sum_{s=1}^{S} X_s^w N_s^w \geqslant D(w), \quad \forall w \qquad (4\text{-}6)$$

$$B_{sk}^w X_s^w \geqslant \mathrm{SAT}_{sk}, \quad \forall s,k,w \qquad (4\text{-}7)$$

$$\mathrm{COO}_{s,s'} X_s^w \geqslant \mathrm{DCOO}, \quad \forall s,w \qquad (4\text{-}8)$$

$$X_s^w \in \{0,1\}, \quad \forall s,w \qquad (4\text{-}9)$$

式(4-3)~式(4-5)为普通社区服务模式下 O2O 社区医疗服务平台供应链资源整合优化模型中的优化目标。式(4-3)为从平台经营主体的角度出发而构建的考虑规模效应的整合成本最小化目标。式(4-4)为从普通社区中患者的角度出发构建的患者满意度最大化目标。式(4-5)为从医疗资源的角度出发构建的服务覆盖范围最大化目标。

式(4-6)~式(4-9)为普通社区服务模式下 O2O 社区医疗服务平台供应链资源整合优化模型中的约束条件。式(4-6)要求平台所提供的每一项服务的数量能够满足社区患者的需求。式(4-7)要求患者对每个医疗资源的满意程度要高于平台经营主体设定的最低水平。此外,由于医疗资源在提供服务时通常需要与其他医疗资源形成并行合作或首尾衔接的关系,因此提出式(4-8)来保证医疗资源彼此的衔接和协作能力高于平台经营主体设定的最低水平。式(4-9)表示决策变量的取值范围。

4.6 求解算法

4.6.1 算法选择依据

上述面向普通社区服务模式的 O2O 社区医疗服务平台供应链资源整合优化模型实际上是带约束的多目标优化模型,属于 NP-难问题,求解时需要在一定的约束条件下权衡整合成本、患者满意度以及医疗资源服务覆盖范围等多个优化目标,且优化方向不同。该模型的求解过程也具有 NP-难问题的特点,即当问题的规模扩大时,采用精确算法要花费较长的时间,与 O2O 社区医疗快速响应患者需求的根本目的不相符。

为了在短时间内获得最优解或近似最优解,既有研究通常采用启发式算法来求解此类问题,常见的启发式算法包括粒子群算法、模拟退火算法、禁忌搜索算法、蚁群算法、遗传算法等。由于具有较好的适应性和求解效果,这五种启发式算法已经在路径规划、供应链调度、供应链资源整合和参数优化等多方面得到了普遍应用。粒子群算法更多地用于连续性函数优化问题,模拟退火算法多用于已有解的优化问题,不适用于本章中优化模型的求解(尚正阳 等,2021;秦小林 等,2021;杨观富 等,2021;刘畅 等,2020)。禁忌搜索算法和蚁群算法都是基于禁忌表的搜索算法,适合应用在具有稳定领域结构的优化问题中。蚁群算法可以看作禁忌搜索算法的改进和扩展,一方面它更新了具有趋向性的概率新解产生方式,加强了算法的全局搜索能力,能够准确并快速地进行求解,收敛速度更快;另一方面,它引入了基于种群的进化模式,有效地降低了求解结果受初始解和随机操作等因素的影响。

相较于禁忌搜索算法和蚁群算法而言,遗传算法具有强鲁棒性、并行性和较强搜索能力的特点。而且,遗传算法不存在对函数连续性和求导的限定,能够自适应地调整搜索方向,因此能够有效地求解模型,且更适合于较复杂的组合优化问题的快速求解。既有文献在求解优化模型时使用了遗传算法(万孟然　等,2021;胡卉　等,2021;朱莉　等,2020;赵建有　等,2020),均得到良好的收敛,证明了遗传算法具备全局搜索快速收敛的良好性质。因此,本章将采用遗传算法对上述模型进行求解。

4.6.2　目标函数转化

在优化模型中,三个主要优化目标分别对应整合成本最小化、患者满意度最大化、医疗资源服务覆盖范围最大化,优化方向不一致且目标间的量纲存在显著差异,因此需要先对目标函数进行去量纲处理,并采用线性加权和法将多目标函数转化为单目标的适应度函数,以便将其引入遗传算法。

$$Z = \alpha\,\frac{Z_1}{\min Z_1} + \beta\,\frac{\max Z_2}{Z_2} + \gamma\,\frac{\max Z_3}{Z_3} + P_1 + P_2 + P_3 \tag{4-10}$$

其中,$\alpha, \beta, \gamma \in (0,1)$,$\alpha + \beta + \gamma = 1$,用来表示普通社区服务模式下 O2O 社区医疗服务平台供应链资源整合优化中三个目标函数的权重。由于平台经营主体在不同的整合周期采用的运营策略不尽相同,这就导致平台经营主体在不同整合时期对三方诉求的重视程度有所差异,因此本章设立了动态权重,以便反映不同整合周期的决策重点。

在遗传算法的适应度函数 Z 中,P 为惩罚函数,用于惩罚那些不满足约束的异常结果。将约束条件[式(4-6)～式(4-8)]作为惩罚函数加入到模型中,转化方法如下。

$$P_1 = \lambda \left[\min\left(0, \sum_{s=1}^{S} X_s^w N_s^w - D(w)\right) \right]^2, \quad \forall w \tag{4-11}$$

$$P_2 = \lambda \left[\min(0, B_{sk}^w X_s^w - \mathrm{SAT}_{sk}) \right]^2, \quad \forall s, k, w \tag{4-12}$$

$$P_3 = \lambda \left[\min(0, \mathrm{COO}_{s,s'} X_s^w - \mathrm{DCOO}) \right]^2, \quad \forall s, w \tag{4-13}$$

其中,λ 为一个非常大的正数,也称罚因子,当所有约束条件均被满足时,惩罚函数 $P = 0$;否则,适应度函数将增加到非常大,从而使该解被淘汰。

4.6.3 算法步骤描述

遗传算法是近年来逐渐成熟并得到广泛应用的一种启发式算法。它的计算模型模拟了达尔文进化论的自然选择机制,包括生物进化中的遗传机制以及一种不断选择最佳个体的筛选机制(Syarif et al.,2002;Kumar et al.,2000)。Brown et al.(2005)指出,由于遗传算法具有较高的精度和较短的运算时间,因此其适合求解大规模的优化问题。

在利用遗传算法求解问题时,会先将问题的解编码为一条染色体,每一个编码位被称作"基因",每条染色体被称作"个体"。若干个体构成了群体,群体即代表所有的可行解。在遗传算法的初始阶段,会随机生成种群,根据适应度函数对个体进行评估,适应度高的个体被选择成为"父代",用来产生"子代"。为了更好地模拟大自然"物竞天择、适者生存"的规律,算法中还添加了染色体交叉、变异、反转的概率,这样可以使子代逐步朝着最优解的方向迭代进化。

在遗传算法开始时,先随机生成种群,即给不同的染色体随机赋值。然后对染色体进行评价与选择。接着,通过对染色体进行交叉、变异等操作将种群进行更新,再进行评价与选择。上述过程重复多次,当结果达到稳定且符合期望的优化水平时,输出最优解。

接下来简要介绍染色体编码规则和遗传操作,主要内容包括染色体编码、评价与选择、交叉、变异。"选择"的含义是从子代中挑选优势个体成为父代,常用的方法是轮盘赌;"交叉"的含义是父代双亲之间交换基因;"变异"的含义是个体的基因信息发生突变。

(1) 染色体编码

本书中使用的遗传算法采用实数编码方式,染色体的长度为决策变量的个数,每个编码位的取值范围为 $[0, |S|]$,用于指示每一项医疗服务需求具体该由哪一个医疗资源执行。

(2) 评价与选择

为了模拟自然界的进化过程,算法需要为更好的个体提供生存的动力机制。

评价与选择的目的在于从种群中选择出适应度高的优秀个体。个体的适应度越高,就越有可能存活到下一代。若某个体的适应度为 f_i,种群规模为 NP,那么它被选取的概率 P_i 为:

$$P_i = \frac{f_i}{\sum\limits_{i=1}^{NP} f_i} \quad (i = 1, 2, 3, \cdots, NP) \tag{4-14}$$

f_i 越大,则该个体被选择的机会也就越大。在此基础上,采用轮盘赌的方法来选择染色体,并采用精英策略来保存每一代中表现最好的染色体。

(3) 交叉

交叉是指交换父代双亲中染色体的子串来扩大最优解的搜索范围。设交叉概率为 P_c,采用单点交叉操作,即在染色体中随机选取一个交叉点,然后相互交换两个配对父代的部分染色体,从而形成两个新的个体。

(4) 变异

变异是指对现有个体修改一个或多个基因值导致突变,从而产生新的个体以增加种群的变异性和多样性。设变异概率为 P_m,采用反演和位移变异运算,即随机选择染色体中的两个位置,然后反转这两个位置之间的子串,从而形成新的个体。

在完成交叉和变异操作后,算法还将检验新生成的子代是否满足要求,满足要求的染色体将进入下一轮运算。

4.6.4　算法改进说明

遗传算法具有强鲁棒性、并行性和较强搜索能力等特点,适用于求解较复杂的优化问题。遗传算法虽具有全局搜索能力,但不能保证最大概率收敛至全局最优,迭代过程也易早熟。针对其不足,考虑实际应用中 O2O 社区医疗服务平台供应链整合优化的特征和习惯,本章在标准遗传算法的基础上做出改进,设计了抑制近亲结合的交叉和变异自适应遗传操作。改进的目的在于保证种群多样性、防止算法过早收敛陷入局部最优,改进后的遗传算法基本流程如图 4-4 所示。具体改进说明如下。

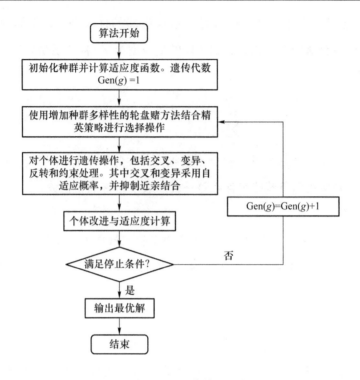

图 4-4 改进后的遗传算法基本流程

（1）增加个体多样性的改良轮盘赌选择机制

在遗传算法中，选择优良子代常用的机制是轮盘赌，即根据适应度值选择优秀的子代个体。尽管轮盘赌机制能有效地增加优秀个体被选择的概率，但是在种群进化初期，一旦存在适应度值很高的个体，那么该个体的被选概率较高，导致后代种群被该个体占领，从而丧失了种群的多样性，容易使算法陷入局部最优。因此，本书针对轮盘赌机制的不足做出如下改进。

第一，确定选择操作的子代种群规模，设置精英个体保留概率 $g,g\in(0,1)$。设初始种群规模为 popsize(f)，则子代种群规模为：popsize(c)=$\lfloor$ popsize(f)×g $\rfloor$。其中$\lfloor$ popsize(f)×g $\rfloor$表示向下取整。

第二，以常数 t 为底数，对父代种群中个体 i 的适应度 F_i 进行对数化处理，计算父代中个体被选择遗传到子代的概率：$P_i = \log_t F_i \Big/ \sum_{i=1}^{NP} \log_t F_i$。

第三，根据 P_i 将轮盘划分为 i 个扇形区域，每个扇形的中心角与 P_i 成正比。

第四，随机生成[0,1]之间的任意实数，查找其落入区间，取右端点对应值 o，如

果 $\sum_{1}^{i-1} P_i \leqslant o \leqslant \sum_{1}^{i} P_i$，则选择个体 i 进入子代种群。

重复第四个步骤，直至子代种群规模达到 popsize(c)。

改进的轮盘赌策略既保证了优良的个体能够以较高的概率进入下一代种群，也让适应度相对低的个体具有一定的选择机会，尽可能地保持了种群的多样性。

(2) 抑制近亲结合的交叉和变异操作

交叉和变异操作模拟了生物进化过程中的有性繁殖现象，通过染色体的交换组合和基因的随机改变，产生新的优良子代。

为了提高算法中交叉操作的效率，需要抑制"近亲结合"情况的发生(巩敦卫 等，2013)。本章先通过洗盘函数打乱父代种群个体的顺序，进而计算父代个体之间的相似度。最后，根据相似度计算自适应交叉概率。

父代个体相似度的计算方法为：similarity$(i,j) = |i,j,C_1| / |C_1|$。其中 i,j 表示父代种群中被选中交叉的个体，C_1 为交叉位，$|C_1|$ 表示交叉位置到第一位基因之间的基因数量，$|i,j,C_1|$ 表示从交叉位置到第一位基因之间相应位置上基因相同的个数。F 表示交叉的两个个体中的最大值，F_{ave} 表示当前种群的平均适应度值，F_{max} 表示当前种群个体适应度最大值。由此，可以计算出基于相似度的自适应交叉概率：

$$P_c = \begin{cases} \dfrac{(1-\text{similarity})(F_{max}-F)}{F_{max}-F_{ave}}, & F \geqslant F_{ave} \\ 1-\text{similarity}, & F < F_{ave} \end{cases} \tag{4-15}$$

随机生成[0,1]之间的任意实数，查找其落入区间，取右端点对应值 o，当 $o < P_c$ 时，进行交叉操作；当 $o \geqslant P_c$ 时，不进行交叉操作。

对于算法中的变异操作，本章采用自适应变异方式。变异概率 P_m 与个体适应度大小和演化代数密切相关。其中，Gen(g)为迭代系数，maxP_m 为最大变异概率，变异概率 P_m 的计算方式如下：

$$P_m = \begin{cases} \dfrac{\text{max}P_m(F_{max}-F)}{\text{Gen}(g)^{1/2}(F_{max}-F_{ave})}, & F \geqslant F_{ave} \\ \dfrac{\text{max}P_m}{\text{Gen}(g)^{1/2}}, & F < F_{ave} \end{cases} \tag{4-16}$$

随机生成[0,1]之间的任意实数，查找其落入区间，取右端点对应值 o，当 $o < P_m$ 时，进行变异操作；当 $o \geqslant P_m$ 时，不进行变异操作。

4.7 算例研究

某服务于普通社区 A 的 O2O 社区医疗服务平台(在本算例中该平台被简记为 HYH 社区医疗服务平台)在 2020—2023 年严格按照国家相关规定向三个社区的常住居民提供线上和线下相结合的医疗服务,并且与综合医院、专科医院建立起了长期的高效双向转诊机制。随着辖区内居民健康意识的提高,当前服务种类难以满足患者多样化的医疗服务需求。同时,在实际运作过程中,平台上还经常出现医疗服务专业性程度与患者需求不匹配、医疗服务协作能力差的现象,这些现象导致患者满意度降低,平台的口碑也逐年下降。

随着国家对基层医疗重视程度的不断提高,该平台为了使医疗服务种类更加多样化,拟新引入部分社会医疗服务供应商来提供附加服务,附加服务可包括:牙齿整形、医疗美容、心理健康辅导、中医治疗、特殊食品供应(无糖食品等)、针灸按摩服务、一般医疗器械(轮椅、助听器等)供应与租借管理、便民服务(代煎中药等)等。同时,为了提高患者的满意度,平台经营主体还将在对社区患者的需求偏好特征进行挖掘的基础上对供应链资源进行整合优化。

本算例以该 O2O 社区医疗服务平台将开展的三项附加医疗服务为例,进行供应链资源整合优化研究,三项附加服务的内容及患者在未来一段时间内(整合周期内)的需求统计见表 4-4。此外,平台经营主体通过线上问卷等方式获得了患者群体针对这三项附加服务的不同满意度维度的重视程度,同样展示在表 4-4 之中。

表 4-4　HYH 社区医疗服务平台中社区患者需求偏好概况

服务类型	患者需求统计	满意度不同维度的权重
牙齿整形	18	{0.20,0.10,0.17,0.14,0.10,0.11,0.18}
医疗美容	10	{0.14,0.17,0.18,0.10,0.10,0.17,0.14}
心理健康辅导	14	{0.19,0.12,0.14,0.17,0.11,0.12,0.15}

为了扩大医疗资源的筛选范围,该平台经过为期一个月的市场调研后确定了如下 12 个待选医疗资源,不同医疗资源的整合参数(统一去量纲归一化处理后)见表 4-5。

表 4-5 HYH 社区医疗服务平台待选医疗资源整合参数

服务类型	整合参数	待选医疗资源			
		S_1	S_2	S_3	S_4
牙齿整形	服务与管理成本	0.641	0.734	0.692	0.467
	患者满意度	0.721	0.705	0.712	0.465
	医疗资源服务半径	0.871	0.657	0.567	0.389
	医疗资源规模效应参数 (Q_a,Q_b,Q_c)	(7,17,20)	(5,14,21)	(4,6,14)	(6,12,17)
	医疗资源协作能力	0.653	0.656	0.784	0.514
	医疗资源最大服务能力	35	33	27	34
	最低可接受满意度水平	0.670			
	最低可接受协作能力	0.642			

服务类型	整合参数	待选医疗资源			
		S_5	S_6	S_7	S_8
医疗美容	服务与管理成本	0.314	0.455	0.563	0.488
	患者满意度	0.578	0.667	0.673	0.573
	医疗资源服务半径	0.519	0.621	0.481	0.538
	医疗资源规模效应参数 (Q_a,Q_b,Q_c)	(5,15,25)	(7,12,30)	(10,22,28)	(6,14,21)
	医疗资源协作能力	0.750	0.743	0.801	0.888
	医疗资源最大服务能力	25	35	28	21
	最低可接受满意度水平	0.572			
	最低可接受协作能力	0.582			

服务类型	整合参数	待选医疗资源			
		S_9	S_{10}	S_{11}	S_{12}
心理健康辅导	服务与管理成本	0.681	0.731	0.776	0.917
	患者满意度	0.636	0.671	0.721	0.674
	医疗资源服务半径	0.591	0.641	0.694	0.583
	医疗资源规模效应参数 (Q_a,Q_b,Q_c)	(5,12,20)	(7,13,17)	(7,15,25)	(5,12,19)
	医疗资源协作能力	0.798	0.674	0.642	0.608
	医疗资源最大服务能力	25	22	28	20
	最低可接受满意度水平	0.676			
	最低可接受协作能力	0.612			

在整合过程中,平台经营主体需要针对多项医疗服务统筹整合供应链资源。在本算例中,平台经营主体将整合成本最小化目标的权重设为 0.3,将患者满意度最大化目标的权重设为 0.4,将医疗资源服务覆盖范围最大化目标的权重设为 0.3。

采用 MATLAB 对上述 O2O 社区医疗服务平台的供应链资源整合优化问题进行求解,经过多次试验,最终确定算法的参数为:种群规模 1 000,迭代次数 500,精英个体保留概率约 22.5%,交叉概率和变异概率根据式(4-15)和式(4-16)在遗传算法的运算过程中自适应调整。为了确保计算结果的准确性和可靠性,对算例重复计算了 30 次,标准差为 0.198,结果区间较为稳定,输出的最优解见表 4-6。

如表 4-6 所示,针对牙齿整形服务,平台经营主体在医疗资源 $S_1 \sim S_4$ 之间进行挑选,最终选择了医疗资源 S_1 为患者提供服务。在满足所有约束条件的基础上,医疗资源 S_1 在患者满意度、整合成本和服务覆盖范围等方面的综合表现具有较大的优势。通过整合医疗资源 S_1 来提供牙齿整形服务可以为平台节约 12.53% 左右的平均成本。针对医疗美容服务,平台经营主体在医疗资源 $S_5 \sim S_8$ 之间进行挑选,最终选择了医疗资源 S_6 为患者提供服务。尽管 S_6 在整合成本目标和患者满意度目标上的表现不是四个待选资源之中最优秀的,但是由于平台经营主体在整合中需要权衡整合成本、患者满意度和服务覆盖范围,S_6 的综合能力得到了平台经营主体的认可。通过整合医疗资源 S_6 来提供医疗美容服务能将服务的平均成本降低约 7.32%。针对心理健康辅导服务,平台经营主体在医疗资源 $S_9 \sim S_{12}$ 之间进行挑选,最终选择了医疗资源 S_{11} 为患者提供服务,这是因为医疗资源 S_9、S_{10} 和 S_{12} 在部分指标上无法满足平台和患者设定的最低标准,而 S_{11} 不仅在各约束条件上满足了平台和患者的要求,而且其在整合成本、患者满意度和服务覆盖范围方面都有较好的表现。通过整合医疗资源 S_{11} 来提供心理健康辅导服务能为平台降低约 11.21% 的平均成本。

表 4-6　HYH 社区医疗服务平台供应链资源整合结果

整合结果	牙齿整形	医疗美容	心理健康辅导
医疗资源	S_1	S_6	S_{11}
整合成本	0.592	0.412	0.743
真实平均成本降低比例	12.53%	7.32%	11.21%
患者满意度	0.721	0.667	0.721
医疗资源服务覆盖范围	0.759	0.386	0.482

通过对上述整合结果的分析可知,在选择适当的整合方案的基础上,社区患者满意度、平台经营主体的整合成本和医疗资源服务覆盖范围都取得了较好的优化结果。尤其是在整合成本上,通过合理地选择医疗资源,平台利用规模效应节约了10.98%左右的整合成本,而且医疗资源在同样的时间段内能接诊更多患者,提高了医疗服务的利用效率。

除此之外,需要特别说明的是,在整合过程中各个目标函数权重的确定上,本章采用了先验法,即决策者事先就有一定的偏好,然后通过线性加权、分层序列等方法将多目标转化为单目标求解。尽管这种方法能够较好地反映 O2O 社区医疗服务平台的决策重点,避免其在多个方案中左右权衡带来的潜在暗箱操作和失格行为,但是这种方法带来的弊端是整合结果对于权重的设定十分敏感。因篇幅有限,上述算例中的数据集较难显示权重变化的影响,为了探究目标权重对于整体整合结果的影响,基于计算机仿真的方法对原有数据集进行拓展,并进行了如下权重敏感性测试,设计了如下四种权重分配场景,即场景 1(⟨1/3,1/3,1/3⟩)、场景 2(⟨1/2,1/4,1/4⟩)、场景 3(⟨1/4,1/2,1/4⟩)、场景 4(⟨1/4,1/4,1/2⟩),并比对了不同场景下最优方案中各个优化目标的值,结果如图 4-5 所示。

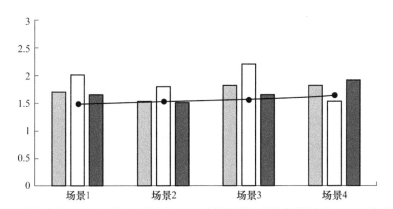

图 4-5　动态权重下目标函数值的变化(HYH 社区医疗服务平台)

由 4-5 可知,从目标函数 Z 的变化来看,在不同的场景下总体目标函数的变化不明显,在场景 1(⟨1/3,1/3,1/3⟩)的情况下,目标函数 Z 可以取得最小值;在场景 4(⟨1/4,1/4,1/2⟩)的情况下,目标函数 Z 的最优值最大,二者相差 13.59%。更详细地,从各子目标函数的变化来看,在其他条件不变的情况下,增加一个子目标的权重,可以使整合结果在这一目标上有更好的表现。例如,从场景1($\{1/3,1/3,1/3\}$)到场景2($\{1/2,1/4,1/4\}$),整合成本最小化目标的权重从1/3增加到1/2,其最优值下降了11.04%。这是因为平台经营主体在三个目标中最为看重整合成本最小化,因此其会在既有医疗资源的范围内优先选择整合成本较低的医疗资源。从场景1($\{1/3,1/3,1/3\}$)到场景3($\{1/4,1/2,1/4\}$),患者满意度最大化目标的权重从1/3增加到1/2,其最优值出现了8.61%的增长。这说明,由于平台经营主体在三个目标中最为看重患者满意度最大化,因此将优先选择能给患者带来更高服务质量的医疗资源。从场景1($\{1/3,1/3,1/3\}$)到场景4($\{1/4,1/4,1/2\}$),医疗资源服务覆盖范围最大化目标的权重从1/3增加到1/2,其最优值出现了15.70%的增长。由于平台经营主体增加了对医疗服务资源运作效率和覆盖范围的重视程度,因此那些具有较高服务效率和较大服务覆盖范围的医疗资源将被优先选择。

通过上述算例可以看出,权重分配方案的不同将对O2O社区医疗服务平台的整合结果产生重要影响。在普通社区服务模式下,O2O社区医疗服务平台可以根据整合周期的具体情况,调整不同优化目标的权重,从而得到多方满意的供应链资源整合方案。在本算例中,可看出在四种权重分配场景下,平台确定的决策方案各有重点,很难确定某一整合方案严格优于另一整合方案,因此通常需要多位专家和患者联合确定不同目标的整合权重。比如,某项服务的就诊人数较少,很难形成规模效应,医疗服务资源的利用效率偏低,那么平台可以适当地提高医疗资源服务覆盖范围目标的权重,挑选那些覆盖率较高的医疗资源,提高资源运作效率;再比如,针对某一类的服务,患者对其服务质量的要求普遍较高,那么平台就需要提高患者满意度最大化目标的整合权重。

本 章 小 结

本章针对普通社区服务模式下O2O社区医疗服务平台的供应链资源整合优化问题展开研究。4.1节基于服务三阶段理论对普通社区服务模式下患者的需求特征进行了深入的分析,归纳了患者在服务前阶段、服务中阶段和服务后阶段对医疗资源的需求偏好。在把握患者需求特征的基础上,4.2节更进一步地探索了患者的上述需求偏好特征对于普通社区服务模式下 O2O 社区医疗服务平台供应链资源整合的具体影响。分析指出，虽然普通社区中患者需求的标准化、集中性等特征使医疗服务活动中的规模效应更加容易显现，但是由于患者对大众化的医疗服务具有较为频繁的需求，而对一些小众、非常规性医疗服务的需求频率较低，这就容易导致部分医疗资源接诊人数少，服务能力闲置，阻碍了规模效应的实现。这种情况如果得不到解决，长此以往将引发平台经营成本居高不下、收益难以提高和部分医疗资源积极性下降的问题。因此，O2O 社区医疗服务平台的经营主体有必要通过供应链资源整合来解决上述满足患者种类多样的标准化需求和实现规模效应之间的矛盾。在具体整合的过程中还存在三个难点，这三个难点分别在 4.3 节和 4.4 节进行了讨论。其中，4.3 节构建了普通社区服务模式下患者满意度的量化模型，使用实际服务水平与患者期望服务水平之比来刻画患者对医疗服务各个维度的满意度，并引入弹性系数法来测量患者对不同维度的重视程度，在此基础上对患者满意度进行量化。4.4 节对普通社区服务模式下 O2O 社区医疗服务平台在供应链资源整合过程中需要实现的目标进行了分析，其中重点分析了医疗服务活动中规模效应的实现方法，并提出了基于模糊数学的规模效应量化分析方法，进而围绕着满足患者种类多样的标准化需求与实现规模效应这一核心矛盾设计了优化目标，充分考虑了整合成本最小化、患者满意度最大化以及医疗资源服务覆盖范围最大化等多个重要方面。

　　在上述探索和分析的基础上，4.5 节构建了普通社区服务模式下的 O2O 社区医疗服务平台供应链资源整合优化模型。4.6 节基于模型性质选择了遗传算法进行求解，并针对算法容易过早收敛、陷入局部最优等问题进行了有针对性的改善。为了验证上述模型和算法的有效性与可行性，4.7 节以服务于某普通社区的 O2O 社区医疗服务平台作为算例进行了分析研究。算例分析结果验证了本章提出的模型及相应的改进遗传算法为解决普通社区服务模式下 O2O 社区医疗服务平台的供应链资源整合问题提供了一个高效、准确的决策工具。

第5章　特殊社区服务模式下的O2O社区医疗服务平台供应链资源整合

　　在本书中,特殊社区是指特殊人群集中居住的社区,例如以老年人、残障人士等为主要常住人口的社区。近年来,随着相关产业的不断发展,针对特殊人群的基层医疗服务得到了越来越多的关注,以特殊人群为主要服务对象的O2O社区医疗服务平台应运而生,旨在利用互联网技术,例如电子病历、线上问诊、可穿戴健康管理设备、慢性病动态监测等,打通线上线下就医渠道,融合线上线下不同属性、不同种类的优质医疗资源,为特殊人群提供便捷、丰富的医疗服务,减轻其家庭的财务负担。针对特殊人群的O2O社区医疗服务模式是我国应对人口老龄化挑战、保障特殊人群权益的重要载体之一。

　　特殊社区中的患者特征与普通社区存在明显差异,例如患者年龄较高、自理能力较差,且通常患有不同程度的基础疾病等。因此,特殊社区中患者需求的个性化程度更高,例如要求医疗资源提供上门治疗、提供定制化医疗服务组合等;同时,患者对医疗服务通常具有长期性、多周期的需求,例如面向慢性病的多次复诊、多疗程治疗以及多阶段复健等。而且,由于特殊群体抵抗疾病风险的能力较弱,突发情况频繁,因此特殊社区患者的就诊时间和地点都不固定。特殊社区中患者需求的个性化和不确定性等特征给O2O社区医疗服务平台的运作带来了许多挑战,突出表现为O2O社区医疗服务平台在一定的时间和空间约束下可能无法找到与患者需求完全匹配的医疗资源来执行服务,这就导致O2O社区医疗服务平台的运行效率偏低,无法真正地让特殊人群享受个性化医疗服务带来的便捷性和舒适性。由此可知,在特殊社区服务模式下,解决满足患者个性化需求与提高医疗服务可靠性之间的矛盾是 O2O 社区医疗服务平台在运行中面临的关键性挑战。

上述矛盾出现的根源在于 O2O 社区医疗服务平台的供应链资源无法为患者个性化需求的满足提供有效的、可靠的支撑作用。因此,O2O 社区医疗服务平台的经营主体有必要从运作层面入手,以患者满意度为核心,兼顾医疗资源和平台经营主体自身的利益诉求对供应链资源进行整合优化。在特殊社区服务模式下,平台经营主体在对 O2O 社区医疗服务平台供应链资源进行整合时需要重点关注如下三个问题。第一,由于患者需求的特殊性,平台经营主体需要在准确把握患者的共性需求特征和个性化需求特征的基础上,挖掘影响其满意度评价的多个维度,进而构建面向特殊社区的患者多维满意度量化模型,并将其引入整合决策之中。第二,由于特殊社区中患者的就医过程需求往往具有多周期和长期性的特征,这就导致某一诊疗周期中医疗资源给患者带来的服务体验必然会影响到患者后续周期的服务体验。例如,患者在某一诊疗周期对某医生产生的满意感会传递到后续诊疗周期,使患者在后续的复诊中也会希望得到该医生的服务。上述特征导致 O2O 社区医疗服务平台的经营主体在进行供应链资源整合时需要考虑服务的持续性和连贯性。第三,由于特殊社区中患者个性化需求的比例较高,且需求的突发性和不确定性较强,在特定的时间和空间约束下保证医疗资源的有效供给不致中断是供应链资源整合中需要考虑的核心问题。因此,O2O 社区医疗服务平台的经营主体在进行供应链资源整合时,需要考虑如何有针对性地对待选资源进行分类处理,以便更加及时有效地实现资源的获取与利用。

为了解决上述特殊社区服务模式下的 O2O 社区医疗服务平台供应链资源整合优化中的关键问题,本章对特殊社区服务模式下的患者需求偏好特征进行了分析,探究了上述偏好特征对供应链资源整合优化的影响,其中,重点阐述了整合中患者满意度的传递性特征和潜在的医疗资源服务中断情况,进而提出了特殊社区服务模式下的患者多维满意度刻画方法,研究了患者满意度跨周期的传递机理,并提出了基于聚类分析的医疗服务可靠性策略等来解决上述三个问题。在此基础上,搭建了特殊社区服务模式下的 O2O 社区医疗服务平台供应链资源整合优化模型,并使用改进的遗传算法进行了求解。最后,通过某特殊社区服务模式的算例验证了模型和算法的有效性、可行性和实用性。

5.1　特殊社区服务模式下患者的需求偏好特征分析

在特殊社区服务模式下，O2O 社区医疗服务平台需要承担比普通社区服务模式更多的责任，这与我国居家养老政策的落地和残障人士权益保障机制的不断完善密切相关。居家养老政策的落地要求保障老年人能够就近享受精准、可预期的养老服务，尤其是保障一些失能失智老年人获得优质的长期照护服务；残障人士权益保障机制的完善要求社区为残障人士提供专业的、灵活的康复活动，使"平等、参与、共享"的目标得到更好的实现。可以看出，为了发挥 O2O 社区医疗服务平台在保障特殊人群权益、提高特殊人群生活质量上的优势，有必要对特殊社区中患者的需求特征进行分析。

类似地，尽管特殊社区中患者的需求以多周期服务为主，例如慢性疾病的多周期治疗与康养等，但是每个就诊周期内，患者接受医疗服务的过程依然可以被划分为服务前阶段、服务中阶段和服务后阶段。在医疗服务的不同阶段，社区患者的需求特征也存在着明显的差别，即在不同的阶段关注医疗服务的不同方面以及医疗资源的不同能力或禀赋。在特殊社区服务模式下，准确把握患者群体在不同阶段的共性需求特征和个性化需求特征是挖掘患者满意度影响因素的基础。

在服务前阶段，社区患者主要根据自身需求偏好，在线上挂号系统或线下挂号窗口对各类医疗资源进行对比和挑选。在这一阶段，O2O 社区医疗服务平台的患者的共性需求主要在于医疗服务的及时性和医护人员的专业性水平；个性化需求主要在于不同患者对医疗服务的便捷程度的需求。①在医疗服务的及时性方面，由于特殊人群面对疾病更加脆弱，且出现突发疾病的可能性远高于普通人群，疾病的病程短且后果严重。特殊社区中的患者一旦出现身体不舒服的情况，倾向于立刻前往医院就诊，因此对医疗服务的及时性有较高的要求。②在医护人员的专业性水平方面，由于特殊社区中患者所患的疾病种类复杂，特别是当突发疾病与患者的基础性疾病，例如高血压、心脏病和糖尿病等相互叠加时，危害更加严重，治疗也更加困难,因此特殊社区中患者对线上和线下医疗服务的专业性水平都有具体细致的要求。对于线下医疗服务专业性的评价主要看重其治愈率和相关资质的等级;对于线上医疗服务专业性的评价则主要取决于好评率和相关资质的等级。③在医疗服务的便捷程度方面,特殊社区中患者的基础健康状况不同,部分患者能够自行前往医疗机构接受医疗服务;而部分患者因身体条件限制不能自行前往医疗机构,需要医护人员上门问诊或者线上问诊。这种差异使特殊社区中的患者在每个诊疗周期中对服务的便捷程度有着个性化的需求,其中便捷程度最高的是上门服务,其次是线上服务,最低的是到院服务。

在服务中阶段,社区患者主要在 O2O 社区医疗服务平台上接受医疗资源的问诊和治疗服务。在问诊阶段,患者通过与医疗资源初步交互达到确认病因、制定个性化治疗方案的目的。在这一阶段,特殊社区中的患者个性化需求主要在于服务交互过程中医护人员的人文关怀等方面。由于特殊社区中的患者以老年人和残障人士等特殊群体为主,其在问诊过程中希望获得医护人员不同程度的人文关怀,例如医生在询问病情时语气温柔、认真倾听患者的倾诉、能够对其进行适度的心理辅导等。治疗阶段主要是医疗资源根据患者的治疗方案为其提供个性化的医疗服务,通常来说,治疗阶段均在线下进行。在这一阶段,特殊社区中患者的共性需求主要在于医疗服务的连贯性、医疗服务环境的卫生状况、医疗设备和医护人员的充足性等;个性化需求主要在于其对医疗服务定制程度的要求。①在医疗服务的连贯性上,由于特殊社区中患者的需求大多数为多周期、长期治疗,因此其对医疗资源的连贯性、衔接性有较高的要求。患者普遍希望每一个周期为其提供服务的医疗资源均能掌握其病史、基础疾病等,免去不必要的重新检查。此外,患者通常希望每个周期的医疗服务都能保持较高的服务水平,并且可以根据其需求反馈进行优化。②在医疗服务环境的卫生状况上,特殊社区中的患者普遍希望在干净整洁且舒适的环境中接受治疗服务。③在医疗设备和医护人员的充足性上,由于患者需求的个性化程度高,且突发情况较为频繁,因此其对医疗设备和医护人员数量的充足性有更高的要求。④在医疗服务定制程度上,由于特殊社区中患者的治疗方案通常具有个性化的特征,平台往往需要为其提供定制化的医疗服务组合。不同患者对服务定制化的要求不同,部分患者仅要求在服务形式上进行定制,例如居家治疗;而部分患者则在服务内容上提出定制化需求,例如要求在传统的术后康复治疗服务中增加中医按摩这一项附加服务。前者的定制化程度较低,后者的定制化程度较高。

在服务后阶段,患者结束就诊后,O2O社区医疗服务平台通过多种渠道为患者提供与医疗资源交流的平台,平台功能包括评价反馈、沟通互动以及体现人文关怀的问候等。在这一阶段,患者普遍关注医疗资源的反馈速度,希望医疗资源能够提供快速的响应。

综上所述,本章总结了特殊社区服务模式下患者在不同阶段的共性和个性化的需求特征,见表5-1,其中右上角带"﹡"的为个性化需求特征;其余均为共性需求特征。

表5-1　特殊社区服务模式下患者在不同阶段的需求特征总结

医疗服务阶段	患者需求特征	具体内容
服务前阶段	医疗服务的及时性	医疗资源能在较短时间内对患者需求及时响应
	医疗人员的专业性水平	线下服务的治愈率和相关资质等级;线上服务的医疗资源好评率和相关资质等级
	医疗服务的便捷程度﹡	医疗服务的便捷程度,从高到低分别为上门服务、线上服务、到院服务
服务中阶段	医护人员的人文关怀﹡	医护人员在与患者交互的过程中展现出的亲切、温柔、耐心等特征
	医疗服务的连贯性	不同阶段的医疗服务之间能实现良好的衔接,并根据反馈机制持续改进医疗服务
	医疗服务环境的卫生状况	服务环境的卫生情况和舒适程度
	医疗设备和医护人员的充足性	医疗设备和医护人员能满足社区内患者的需求
	医疗服务定制程度﹡	医疗资源能实现的服务定制化程度,其中,针对服务内容的定制为高等级定制,针对服务形式的定制为初级定制
服务后阶段	反馈速度	在较短时间内对患者诊疗后的问题做出反馈,并及时解决问题

5.2　特殊社区服务模式下患者需求特征对供应链资源整合的影响

5.2.1　供应链资源整合中的患者满意度传递性特征

前文指出,在特殊社区服务模式下,患者通常会提出多周期或者长期的个性化医疗服务需求,医疗资源与患者通常会进行长期的交互活动。这是因为特殊社区中的老年人、残障人士等特殊群体往往需要长期的健康监护和治疗服务,其所需要的医疗服务难以在短时间内完成。特殊社区中的患者接受医疗服务往往是一个连续的过程,在这一过程中,不同的就诊周期(疗程)通常是紧密相连的,如图 5-1 中的各个周期所示。尽管患者在不同周期中对医疗服务的需求不尽相同,对服务的满意度也不尽相同,但是周期之间紧密联系的特征容易使患者在对医疗资源的评价中产生"思维惯性",也就是说,患者对前序周期服务的满意度很有可能对后续周期服务的满意度在多个维度上产生正向或负向的影响(Yang et al.,2019)。

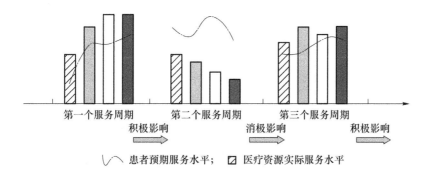

图 5-1　特殊社区服务模式下患者满意度传递性影响示意图

例如,如图 5-1 所示,在第一个服务周期,不同医疗资源(用不同底纹的长方形柱体表示)的实际服务水平超出患者的预期服务水平,表示患者对医疗服务十分满意,这可能对后续服务的满意度产生积极影响,使患者在第二个服务周期对该医疗资源有更高的预期,同时也更加容易感到满意;而在第二个服务周期,不同医疗资源的实际服务水平显著低于患者的预期服务水平,表示患者不满意,这可能对后续服务的满意度产生消极影响,使患者在第三个服务周期更不容易感到满意;在第三个服务周期,医疗资源的实际服务水平略高于患者的预期服务水平,表示患者较为满意,这可能对后续服务的满意度产生较为积极的影响,使患者在接下来的服务周期中比较容易产生较高的满意度。上述例子表明患者在不同周期的满意度存在着跨周期影响的现象,且这种现象会对 O2O 社区医疗服务平台的供应链资源整合过程和结果产生影响。

5.2.2 供应链资源整合中的可靠性机制设计

与普通社区服务模式下的患者需求不同,特殊社区服务模式下的患者需求不仅在服务内容和形式上展现了更高的个性化、定制化和分散性的特征,而且由于特殊社区中患者突发情况频繁,且就诊时间不固定,因此其需求的不确定性也更强,这就导致 O2O 社区医疗服务平台在一定的时间和空间约束下可能无法找到与患者个性化需求完全匹配的医疗资源,所以 O2O 社区医疗服务平台的经营主体在整合与优化供应链资源的过程中必须考虑服务可靠性的问题。

在内外环境不确定的情况下,如何有效地维持服务系统的可靠性一直是随机服务系统领域的经典问题。可靠性通常是指在供需不确定的情况下或发生故障中断时,系统保证服务的供给、减少损失的能力。关于不确定情境下可靠性医疗服务系统的研究不断涌现,例如应急医疗点选址问题(纪颖 等,2021;陈刚 等,2021;Toro-Díaz et al.,2013)、应急医疗物资采购问题和供应链调度问题(苏强 等,2021;王喆 等,2021;魏洁 等,2021;Bélanger et al.,2019)等。

在本书中,"可靠性"是指 O2O 社区医疗服务平台在某些服务中断的情况下满足社区患者需求的能力。其中,中断情况是指服务系统因能力不足或意外情况而无法为患者提供正常服务的情况,例如号源不足、医疗设备或器械损毁等。具备高可靠性的医疗服务系统可以在服务中断的情况下,及时地将患者分配到最近的医疗服务机构,或者紧急对接附近的应急医疗资源,以尽可能地满足社区患者的需求,减少经济损失。

综上所述,一方面,在特殊社区服务模式下,患者与医疗资源的交互具有多周期性的特征,这就决定了平台经营主体在进行供应链资源整合时,不仅要考虑患者在当前周期对某个医疗资源的满意程度,还需要参考其在过往治疗周期中对该医疗资源的满意程度,这样才能保障服务的连贯性,持续提升患者的服务体验。另一方面,特殊社区患者需求的高度个性化特征以及服务订单在时间和空间上的不确定性使得平台经营主体在进行供应链资源整合的过程中必须考虑服务的可靠性,而可靠性的实现离不开供应链资源的支持。因此,特殊社区服务模式下 O2O 社区医疗服务平台的经营主体在进行供应链资源整合的过程中需要考虑增强整体供应链的弹性以应对服务中断情况。

由此可见,特殊社区服务模式下 O2O 社区医疗服务平台的供应链资源整合是一个以患者长期满意度提高为核心的、考虑服务可靠性的决策过程。在决策过程中,平台经营主体面临的关键问题如下:一是特殊社区中的患者满意度如何刻画以及其跨周期传递的机理如何刻画;二是在供应链资源整合的过程中如何提高可靠性以应对服务中断现象。接下来的两节内容将围绕着这两个关键问题展开。

5.3　特殊社区服务模式下患者多维满意度刻画

通过前文论述可知,为了发挥 O2O 社区医疗服务平台在保障特殊人群权益、提高特殊人群生活质量上的优势,需要以提高患者长期满意度为核心来进行 O2O 社区医疗服务平台供应链资源的整合优化。在特殊社区服务模式下,患者的满意度来自其共性需求和个性化需求的满足程度。因此,特殊社区患者在不同阶段的需求特征就构成了其满意度的不同维度。为了将患者多维满意度引入后续供应链资源整合模型的构建,本节从患者多阶段、多维度的需求特征入手,构建特殊社区服务模式下患者多维满意度的量化模型。

5.3.1　特殊社区服务模式下患者多维满意度评价体系

通过前文分析可知,在特殊社区服务模式下,O2O 社区医疗服务平台中患者在不同阶段的需求特征构成了患者满意度的不同维度。由于特殊社区中患者的需求特征可以划分为基础性(共性)特征和个性化特征,因此患者满意度的不同维度也可以划分为基础性维度和个性化维度。基于此,本书构建了特殊社区服务模式下的患者多维满意度评价体系,如图 5-2 所示。

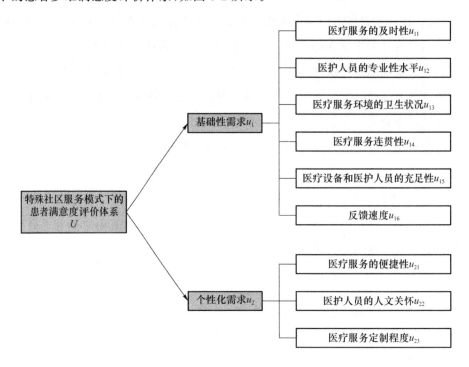

图 5-2　特殊社区服务模式下的患者多维满意度评价体系

5.3.2　特殊社区服务模式下患者多维满意度权重刻画

由于特殊社区服务模式下患者多维满意度量化模型的指标体系复杂,包含基础性维度和个性化维度两个一级维度,每个一级维度又包含多个二级维度。显然,不同维度对于患者满意度的影响程度存在差异,因此有必要对不同维度的权重进行刻画。为了确定不同维度在满意度量化中的权重,本章引入层次分析法,通过对两两指标之间的重要程度作出比较判断,建立判断矩阵,进而通过计算判断矩阵的最大特征值以及对应的特征向量,得到不同维度的权重向量,具体步骤如下。

先将所有维度按照层次结构进行排序,并邀请患者代表对不同维度的重要性进行评价。患者代表将不同维度对其上一级维度的影响力进行两两对比,进而给不同维度的重要性打分,建立判断矩阵,矩阵使用整数 1~9 和它们的倒数来表示影响的程度。平台经营主体对上述患者代表的评价矩阵进行一致性检验,接下来,采用算术平均法对判断矩阵归一求和,得出不同层级下各维度的权重向量。设在上述患者满意度评价体系中,各个一级维度的索引为 $n,n \in N$,各个二级维度的索引为 $m,m \in M$。据此可知,一级维度对于患者整体满意度重要性的权重向量可记作 $A = (a_1, a_2)$;各二级维度对于相应的一级维度重要性的权重向量可分别记作 $A_{n1} = (a_{11}, a_{12}, a_{13}, a_{14}, a_{15}, a_{16})$;$A_{n2} = (a_{21}, a_{22}, a_{23})$。

5.3.3　特殊社区服务模式下患者多维满意度量化方法

患者满意度的综合量化过程存在一定的难点:一方面,不同于普通社区中的患者能够较为准确地描述自己对医疗服务的预期水平,特殊社区中的患者多以老年人等特殊人群为主,有时难以对其期待的服务水平给出准确的描述或者打分;另一方面,在特殊社区服务模式下的患者多维满意度评价体系中,有部分维度难以通过客观方法计算,只能通过患者的打分或口头评价得到体现,例如医护人员的人文关怀维度。上述两方面特征决定了特殊社区患者在对不同维度进行量化时存在着一定的模糊性和主观性。因此,本章选取了模糊综合评价法来量化特殊社区中患者不同维度的满意度。模糊综合评价法是基于模糊系统的原理,从多个维度入手,对被评判事物的隶属度等级状况进行综合评判的方法。利用模糊综合评价法对特殊社区服务模式下患者的满意度进行评价的步骤如下。

(1) 构建特殊社区服务模式下的满意度评价维度集合

建立评价维度域,根据 5-2 所示的特殊社区服务模式下的患者多维满意度评价体系,评价维度可以划分为一级维度(基础性维度和个性化维度)和二级维度(一级维度下的各子维度)。其中一级维度集合为 $U = \{u_1, u_2\}$,索引为 n;二级维度集合为 $u_1 = \{u_{11}, u_{12}, u_{13}, u_{14}, u_{15}, u_{16}\}$,$u_2 = \{u_{21}, u_{22}, u_{23}\}$,索引为 m。

(2) 建立符合特殊社区患者评价习惯的评价集

本章将不同维度的评价集设为 $V,V = \{v_1, \cdots, v_q\}$,其中 v_q 指评价结果或评语,$q \in Q$,表示评价结果或评语的数量。根据特殊社区患者的评价习惯,设置评价

集 $V = \{$非常满意(A),满意(B),不满意(C),非常不满意$(D)\}$。为了将患者满意度引入后续的供应链资源整合优化模型,本章为不同评语赋予了表征值,此处设不同评语对应的表征值为 $\mathrm{Com}(v_q)$。

(3) 患者满意度单维度评价

特殊社区中的患者对不同维度进行评价,得到第 n 个一级维度下的第 m 个二级维度的模糊评价为 $R_{nm} = \{r_{nmv_1}, r_{nmv_2}, \cdots, r_{nmv_q}\}$,其中 r_{nmv_q} 表示该维度对第 v_q 个评语的隶属度。整理后,得到第 n 个一级维度的模糊综合隶属度矩阵 $\boldsymbol{R}_n$。

$$\boldsymbol{R}_n = \begin{bmatrix} R_{n1} \\ R_{n2} \\ \vdots \\ R_{nm} \end{bmatrix} = \begin{bmatrix} r_{n1v_1} & r_{n1v_2} & \cdots & r_{n1v_q} \\ r_{n2v_1} & r_{n2v_2} & \cdots & r_{n2v_q} \\ \vdots & \vdots & & \vdots \\ r_{nmv_1} & r_{nmv_2} & \cdots & r_{nmv_q} \end{bmatrix} \tag{5-1}$$

(4) 患者满意度综合评价

此前确定了各二级维度的相对权重向量 $\boldsymbol{A}_{n1} \sim \boldsymbol{A}_{nm}$,根据权重和隶属度矩阵可以得到各一级维度的评价向量 $\dot{\boldsymbol{B}}(n)$。

$$\dot{\boldsymbol{B}}(n) = \boldsymbol{A}_{nm} \circ \boldsymbol{R}_n = (a_{n1}, a_{n2}, \cdots, a_{nm}) \circ \begin{bmatrix} r_{n1v_1} & r_{n1v_2} & \cdots & r_{n1v_q} \\ r_{n2v_1} & r_{n2v_2} & \cdots & r_{n2v_q} \\ \vdots & \vdots & & \vdots \\ r_{nmv_1} & r_{nmv_2} & \cdots & r_{nmv_q} \end{bmatrix} \tag{5-2}$$

$$= (b_{nv_1}, b_{nv_2}, \cdots, b_{nv_q})$$

其中。表示综合评价合成算子,此处使用矩阵乘法的一般运算法则。

根据式(5-2)的计算结果可以整理出各一级维度的模糊综合隶属度矩阵,再根据一级维度对于患者满意度的影响权重计算出评价向量 $\boldsymbol{B}$。

$$\boldsymbol{B} = (a_1, \cdots, a_n) \circ \begin{bmatrix} b_{1v_1} & b_{1v_2} & \cdots & b_{1v_q} \\ b_{2v_1} & b_{2v_2} & \cdots & b_{2v_q} \\ \vdots & \vdots & & \vdots \\ b_{nv_1} & b_{nv_2} & \cdots & b_{nv_q} \end{bmatrix} = (b_{v_1}, b_{v_2}, \cdots, b_{v_q}) \tag{5-3}$$

最后,特殊社区服务模式下患者 k 对医疗资源 s 的满意度评价 B_{sk} 可以通过下式计算得出：

$$B_{sk} = \sum_{q=1}^{Q} b_{v_q} \text{Com}(v_q) \tag{5-4}$$

在特殊社区中，患者在接受服务之前会对医疗服务的质量有一定的心理预期，即预期服务水平，是初始阶段患者根据有限信息进行判断的结果。同时，在每次服务结束后，患者根据实际服务情况给出其对医疗资源的实际满意度。设患者 k 对医疗资源 s 的预期服务水平为 $B_{sk}(e)$，由此可以得出患者预期服务水平与实际满意度的差距，记作 δ_{sk}，则 $\delta_{sk} = B_{sk} - B_{sk}(e)$。当 $\delta_{sk} \geqslant 0$ 时，说明患者对医疗资源的服务基本满意；当 $\delta_{sk} < 0$ 时，则说明患者对医疗资源的服务不满意。

5.3.4　特殊社区服务模式下患者满意度跨周期传递机理刻画

在对特殊社区服务模式下的患者满意度跨周期传递性特征进行刻画时，设患者 k 的就诊周期为 r，索引为 l，患者在就诊周期 r_l 对医疗资源 s 的实际满意度为 $B_{sk}^{r_l}$，预期服务水平为 $B_{sk}^{r_l}(e)$，令 $\delta_{sk}^{r_l} = B_{sk}^{r_l} - B_{sk}^{r_l}(e)$，如果 $\delta_{sk}^{r_l} \geqslant 0$，则实现满意度的正向传递，下一周期中患者的预期服务水平会在原有基础（$B_{sk}^{*r_{l+1}}(e)$）上有部分提高；如果 $\delta_{sk}^{r_l} < 0$，则会造成患者不满意情绪的传递，下一周期中患者的预期服务水平将会在原有基础（$B_{sk}^{*r_{l+1}}(e)$）上有所降低。为了将上述患者满意度跨周期传递的特征引入 O2O 社区医疗服务平台供应链资源整合的过程，通过如下方法计算受到传递性影响的每个诊疗周期开始时的患者预期水平：

$$B_{sk}^{r_{l+1}}(e) = B_{sk}^{*r_{l+1}}(e) + (\delta_{sk}^{r_l})^{\varphi_k} \tag{5-5}$$

其中 φ_k 表示患者 k 对满意度变化的敏感系数，用来调节不同周期中患者对不同医疗资源满意度增加或削减的幅度，该系数可以使用弹性系数法测量。

正如前文所述，在特殊社区服务模式下，O2O 社区医疗服务平台的经营主体在整合供应链资源的过程中不仅要考虑患者对该医疗资源的当前满意度，还要考虑患者满意度的跨周期传递性特征。由此可知，患者对医疗资源的满意度会动态地、长期地影响一个医疗资源在整合中的重要性和优先级，那些能长期、持续地满足患者需求的医疗资源在整合中将被优先选择。

本章引入"医疗资源整合权重"这一概念来描述特殊社区中患者满意度的跨周

期传递效应对平台经营主体在供应链资源整合中对医疗选择优先级的影响。类似地，为了将医疗资源整合权重变化特征引入 O2O 社区医疗服务平台供应链资源整合过程，本章设计了如下整合权重计算方法。

设某患者 k 在 O2O 社区医疗服务平台的就诊周期为 r，索引为 l，每个医疗资源在不同诊疗周期开始时的整合权重记作 $P_s^{r_l}$。在初始周期，每个医疗资源的整合权重均为 1。可以根据上一小节介绍的方法确定患者 k 在第 r_l 个周期中对医疗资源 s 的预期服务水平与实际满意度的差距（$\delta_{sk}^{r_l}$）。

图 5-3 展示了特殊社区患者满意度对医疗资源在不同诊疗周期整合权重的影响。如图 5-3 所示，某社区患者的诊疗服务需要分四个周期进行，在每个周期中，仅考虑一个医疗资源为其提供服务的情况。在初始时刻，即社区患者首次来到 O2O 社区医疗服务平台接受服务时，各个医疗资源的整合权重均为 1。

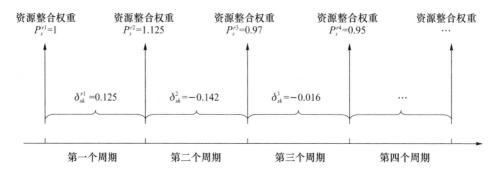

图 5-3　特殊社区患者满意度对医疗资源整合权重的影响示意图

如图 5-3 所示，在第一个周期开始时，医疗资源 s 的整合权重 $P_s^{r_1}=1$，此时患者会对医疗资源 s 给出预期服务水平。当第一个周期的服务结束后，患者会给出其对医疗资源 s 的实际满意度，预期服务水平与实际满意度的差距记作 $\delta_{sk}^{r_1}$。由于在第一个周期中，医疗资源 s 为患者提供了超过预期的服务（$\delta_{sk}^{r_1} \geqslant 0$），因此在第二个周期开始时，医疗资源 s 的整合权重有所增加，$P_s^{r_2}=1.125$。同样地，当第二个周期的服务结束后，可以计算出患者预期服务水平与实际满意度的差距（$\delta_{sk}^{r_2}$），由于该医疗资源在第二个周期的服务在满足患者需求上表现较弱（$\delta_{sk}^{r_2}<0$），因此会对后续治疗周期中该医疗资源的整合权重产生负面影响。在第三个周期开始时，医疗资源 s 的整合权重 $P_s^{r_3}$ 有所下降，$P_s^{r_3}=0.97$。类似地，第三个周期结束后，可以

计算出患者预期服务水平与实际满意度的差距(δ_{α}^3),由于该资源在第三个周期的服务中仍旧未能提供令患者满意的服务,因此其整合权重持续下降。

综上所述,当某一诊疗周期开始时,医疗资源 s 的整合权重计算方法如下:

$$P_s^{r_l} = P_s^{r_l-1} \ (1+\delta_{\alpha}^{r_{(l-1)}})^{\varepsilon_{r_l k}} \tag{5-6}$$

其中,$\varepsilon_{r_l k}$ 表示 O2O 社区医疗服务平台的经营主体针对某医疗资源在不同周期中的整合权重进行适度调整的系数。

5.4　特殊社区服务模式下的服务可靠性策略

由于特殊社区服务模式下患者的需求个性化程度高,且较难准确预测未来一段时间内需求的分布特征,所以容易出现由于相关定制化医疗服务数量不足或供给不及时造成的服务中断危机。为了解决潜在的中断危机,平台经营主体需要在整合中考虑增加医疗资源供给,即将一些距离较近的、能提供相同或相似服务的医疗资源作为备份资源吸纳进平台的服务系统。这样一来,当服务发生中断时,平台经营主体可以引导患者转向最近的空闲备份资源接受服务,或在条件允许的情况下,将空闲的备份资源转移到平台来提供服务,从而保证对患者个性化需求的及时响应,这种方法简称为"相互救援"。

既有研究指出,在随机服务系统中利用相互救援策略提高服务的可靠性是可行的(Wang et al.,2021;Toro-Díaz et al.,2013)。在特殊社区服务模式下,O2O社区医疗服务平台在进行供应链资源整合时,可以将该平台视为一个医疗服务系统,因此相互救援策略同样适用。

如图 5-4 所示,O2O 社区医疗服务平台的相互救援策略意味着在服务中断发生时对患者或医疗资源进行重新优化分配。具体来说,当平台中提供某项服务的医疗资源发生中断时,患者可以在平台的引导下转向备份医疗资源接受服务,或者在外部环境允许的情况下,医疗资源可以由空闲富余的医疗系统向繁忙匮乏的医疗系统转移。在图 5-4 中,医疗资源 m 与医疗资源 j 就形成了相互救援的关系网络。

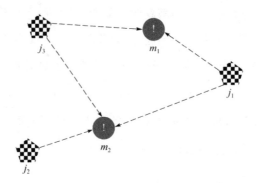

● 发生中断的医疗资源；　　◈ 正常运行的医疗资源；　　--→ 相互救援路径

图 5-4　医疗服务系统相互救援示意图

形成相互救援关系的医疗资源需要满足以下两个客观条件，即相似的地理位置和相似的资源禀赋。第一，相似的地理位置是为了确保医疗资源转移的效率和患者接受医疗服务的便利性。当某个医疗资源出现中断时，患者可以轻松地转移到距离相近的另一个医疗资源处继续接受服务；或者当某个医疗资源出现中断时，平台经营主体可以快速地调用备份医疗资源应急。在复杂情景下，如果救援距离太远，那么患者和医疗资源都很难快速转移。第二，相似的资源禀赋是为了保证转移后医疗资源的服务效率和准确性。只有在资源禀赋相似的医疗资源之间实施相互救援策略，才能保证患者得到准确有效的个性化治疗。

为了将相互救援策略引入特殊社区服务模式下的 O2O 社区医疗服务平台供应链资源整合，本章采用聚类分析的方法将 O2O 社区医疗服务平台最大救援半径内的各类医疗资源根据地理位置和服务内容划分为不同的资源共享区域，目的是确定在平台的最大救援范围内，哪些医疗资源在客观上有能力相互救援，并从系统的角度考虑可靠的供应链资源整合方案设计。在确定资源共享区域的过程中，采用何种聚类方法才能准确地实现资源共享区域的划分是需要重点探索的问题。

在对既有的聚类方法进行深入分析和实验研究后，本章参考基于密度的噪声应用空间聚类方法（Density-Based Spatial Clustering of Applications with Noise，DBSCAN）进行资源共享区域的构建。通过分析既有的聚类方法可以发现，几乎所有的聚类方法都基于相似的逻辑，即对给定的聚类数据集进行个体的相似度计算，然后基于个体相似度，将相似的个体分组到同一个簇（类目）中，而将不相似的个体分组到不同的类中。目前,常见的聚类算法可大致分为五类:基于划分的聚类方法(例如 K-means 算法);层次聚类方法(例如 BRICH 算法);基于密度的聚类方法(例如 DBSCAN 算法);基于网格的聚类方法和基于模型的聚类方法。

在本章中,聚类的目的是确定哪些医疗资源可以形成相互救援关系,即识别具有相似地理位置和相似禀赋的医疗资源,并将其分组到不同的资源共享区域中。由于医疗资源的地理位置分布不规则,且相关的数据集规模大、维度多,很难预先确定类目的数量,因此,使用层次聚类方法、基于划分的聚类方法、基于网格的聚类方法和基于模型的聚类方法都容易产生不合理的结果,而 DBSCAN 算法可以通过联合调整 Eps(最大半径)和 MinPts(密度阈值)两个参数,得到更合理的聚类结果。因此,通过比较分析,本章采用基于密度的聚类方法——DBSCAN 算法——来进行资源共享区域的确定。

与大多数聚类方法不同,DBSCAN 算法将"类"定义为按密度连接的最大对象集,可以将密度足够高的区域划分为类,不仅可以发现任意形状的类,并有效地处理噪声点,还可以自然地检测类的数目(Birant et al., 2007; Zhou et al., 2000; Ester et al., 1998)。还有,该聚类算法不需要预先指定类的数量,对数据集的性质没有要求,只需要预先设置形成密集区域所需的最大半径(Eps)和密度阈值(MinPts)即可。

DBSCAN 算法的基本思想如下。随机从未访问点 p 开始,搜索以点 p 为圆心、Eps 为半径的邻域中的所有点,密度阈值 MinPts 是形成类目所需的最小点数。如果至少有 MinPts 个点在距离 Eps 内,则可以形成以点 p 为中心的类。如果 p 是一个类目中心,那么它的 Eps 邻域中所有的点都可以被划分为与 p 相同的类。对于类中的每个点,DBSCAN 算法会找到其密度可达点,并将它们添加到同一个类中。如果某个点 q 的密度可以从某个类目的中心到达,但其 Eps 邻域内点的数量小于 MinPts,则它是属于该类的边界点。如果一个点无法从任何其他点到达,则它是一个噪声点或异常值。DBSCAN 算法通过顺序提取类目来实现聚类过程,不断重复上述过程,直到找不到新的密度可达点,则得到最终的聚类结果。

本节使用一个测试数据集来展示使用 DBSCAN 算法进行聚类的过程。测试数据集包含 250 个候选点及其位置信息和人口信息内容,是一个多维数据集,所有数据均基于随机模拟生成。在对各类医疗资源的禀赋进行编码和分类的基础上,采用主成分分析来减少测试数据集的维数(Wang et al.，2021)。图 5-5 中的 X 轴和 Y 轴表示不同候选点的地理位置，图 5-5(b)表示聚类结果，其中，Eps＝1.5，MinPts＝3。

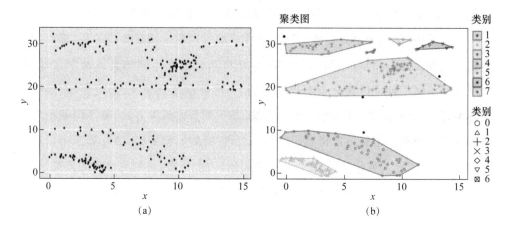

图 5-5　DBSCAN 算法的聚类过程示意图

如图 5-5(b)所示，所有候选点被划分为七个资源共享区域，每个区域都是一组具有相似地理位置和相似禀赋的医疗资源集合，医疗资源和社区患者可以在同一区域之间转移，这是发生服务中断时相互救援的先决条件。

5.5　特殊社区服务模式下供应链资源整合优化目标分析

在特殊社区服务模式下，从 O2O 社区医疗服务平台的服务对象，即患者的角度来看，其利益诉求在于病情缓解和个性化服务需求的满足；从 O2O 社区医疗服务平台经营主体的角度来看，其利益诉求在于通过合理地整合医疗资源，节约服务成本和提高社区整体的医疗服务效率；从 O2O 社区医疗服务平台的服务主体，即各类医疗资源的角度来看，其利益诉求在于通过连续参与医疗协作来与平台建立良好的信任关系，并通过为患者提供多周期的个性化服务来提高患者满意度，从而提高自己在供应链资源整合之中的价值和协作收益。

基于上述分析，本章设计了如下特殊社区服务模式下的 O2O 社区医疗服务平台供应链资源整合优化目标：①从 O2O 社区医疗服务平台经营主体的角度来看，需要实现考虑服务可靠性情况下整合成本最小化的目标。②从特殊社区患者的角度来看,需要实现患者满意度最大化的目标;③从各类医疗资源的角度来看,需要实现各类医疗资源协作收益最大化的目标。

5.5.1　平台经营主体整合成本最小化目标

在特殊社区服务模式下,O2O 社区医疗服务平台的经营主体在整合各类医疗资源的过程中需要投入一定的成本,主要包括服务购买成本、管理成本以及供应链可靠性设计带来的救援成本。服务购买成本是指当平台经营主体选择某一医疗资源后,购买其服务需要的费用,包括医疗器械使用费、医护人员工资等。管理成本是指平台实际运作的过程中,平台经营主体监管、调度和协调各类医疗资源共同提供服务所需的成本。救援成本则主要来自平台经营主体吸纳周边备份医疗资源来提高服务可靠性所支付的成本,这一项成本的计算方法如下。

设每个资源共享区域 i 中的医疗资源集合为 $M,m \in M$。医疗资源之间的互救概率与其在一段时间之内发生服务中断的概率紧密相关。设 $\Xi = \{\xi_1, \xi_2, \xi_3, \cdots, \xi_m\}$,其中 ξ_m 表示每一个医疗资源在一段时间之内的中断概率。设 $Q = \{q_1, q_2, q_3, \cdots, q_m\}$,其中 q_m 表示医疗资源 m 的运行情况:如果 m 发生中断,$q_m = 0$;如果 m 正常工作,则 $q_m = 1$。

当医疗资源 m 陷入服务中断时,假设医疗资源 j 向 m 提供救援服务,$m, j \in M, m \neq j$。医疗资源 j 的中断概率为 ξ_j,医疗资源 m 的中断概率为 ξ_m。因此,可以计算 m 和 j 之间的互救概率为 $q_{mj} = q_j(1 - \xi_j)\xi_m$。设患者的转换成本为 w_i,m 和 j 之间的距离为 d_{mj},j 向 m 提供救援服务的成本可以表示为 $g(m,j)$,$g(m,j) = w_i d_{mj} q_{mj}$。

在实践中,医疗服务的相互救援遵循从近到远的特定顺序。当某个医疗资源出现服务中断时,患者将首先切换到同一个资源共享区域内最近的、尚能正常运作的医疗资源。如果最近的医疗资源 j 也发生服务中断,患者将切换到第 $j+1$ 个医疗资源,m 和 $j+1$ 之间的互救概率为:$q_{m,j+1} = q_{j+1}(1 - \xi_{j+1})\xi_j \xi_m$。对于资源共享区域 i 中的每个医疗资源,有 $q_{(m,j)} = q_j \prod\limits_{m}^{j} \xi(1 - \xi_j)$。综上所述,资源共享区域 i 中资源 m 发生中断时的总救援成本计算如下:

$$G(m,j) = \sum_{m=1}^{M} w_i d_{mj} q_{(m,j)}, \quad \forall i \tag{5-7}$$

5.5.2 患者满意度最大化目标

特殊社区服务模式下患者的满意度在不同的服务周期内明显不同,并且前序周期的满意度会持续地影响医疗资源在整合中的权重和优先级。同时,在特殊社区服务模式下,患者的满意度普遍具有跨周期传递的特征,这是因为特殊社区中患者通常要与医疗资源进行长时间、多周期的交互,这种跨周期传递的特征也会显著地影响患者满意度。特殊社区服务模式下患者满意度的具体量化方法参见5.3节的内容。

5.5.3 医疗资源协作收益最大化目标

在特殊社区服务模式下,O2O社区医疗服务平台的经营主体在供应链资源整合的过程中,往往需要根据社区患者的需求对各类医疗资源进行合理整合,而各类医疗资源作为整合的客体,需要与平台经营主体进行密切协作。在长期协作过程中,各类医疗资源将与O2O社区医疗服务平台以及平台服务范围内的社区患者建立起信任纽带关系,信任纽带关系自建立起会经历阶段性的演变,一般会经历开发期、成长期和稳定期。在信任纽带关系的阶段性演变期间,各类医疗资源在不同的信任纽带关系发展阶段面临不同的协作风险,协作收益也呈现阶段性变化。

医疗资源的协作收益不仅包括由参与本次生产/服务活动带来的直接收益,还可能包括由于参与协作而带来的间接或长远收益。例如:通过协作关系带来的信誉度提高、品牌价值增值、在市场中的竞争地位攀升、抗风险能力增强、协作伙伴增多、协作关系稳固等。各类医疗资源与O2O社区医疗服务平台进行协作而获得的直接收益与间接收益之和称为医疗资源协作收益。

显然,医疗资源的协作收益会随着其与O2O社区医疗服务平台之间的信任纽带关系的阶段性变化而变化,这是因为医疗资源在不同阶段的协作中面临不同的风险。风险种类主要包括:履约风险、质量风险、信息风险。履约风险是在信任纽带关系发展的各个阶段都容易遭遇的风险,是指由于无法在规定时间内履约而造成的运营风险;质量风险主要存在于信任纽带关系发展的开发期和稳定期,是指由于无法提供达标服务而造成的运营风险;信息风险集中存在于开发期,是指由于各医疗资源供应商之间信息不透明造成的运营风险(姚建明,2011a;2011b)。

基于上述分析,设 O2O 社区医疗服务平台上的医疗资源 s 在当前整合周期 t 内面临的协作风险为 $L_s(t)$,$L_s(t)$ 可由下式计算:

$$L_s(t) = \delta_1 L_{st}(a) + \delta_2 L_{st}(b) + \delta_3 L_{st}(c) \tag{5-8}$$

其中,$L_{st}(a)$ 表示医疗资源 s 在整合周期 t 内面临的履约风险、$L_{st}(b)$ 表示医疗资源 s 在整合周期 t 内面临的质量风险、$L_{st}(c)$ 表示医疗资源 s 在整合周期 t 内面临的信息风险,$L_{st}(a), L_{st}(b), L_{st}(c) \in [0, 100]$,通常由医疗资源自行评估得出;$\delta_1 \sim \delta_3 \in (0, 1)$,且 $\delta_1 + \delta_2 + \delta_3 = 1$,表示各类风险的权重,由各医疗资源通过分析确定。在上述分析的基础上,参考姚建明(2011a,2011b)的研究,可以推导出医疗资源的协作收益 $E_s(t)$ 的变动趋势,如图 5-6 所示。

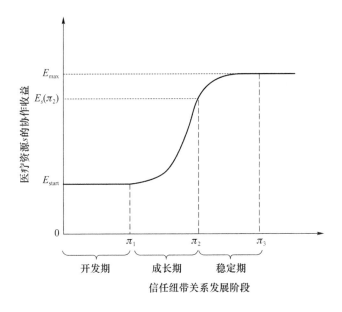

图 5-6 医疗资源协作收益变动趋势

如图 5-6 所示,当 $t \in (0, \pi_1)$ 时,平台与医疗资源的信任纽带关系处于开发期,此时平台上的医疗资源总量较少,平台经营主体的整合与调度能力较弱。医疗资源在这一阶段需要与平台、其他医疗资源和社区患者相互磨合,面临着较强的履约风险、质量风险和信息风险,较高的风险等级拉低了医疗资源的协作收益。因此,在这一阶段,医疗资源的预期协作收益较低,并且在一段时间内基本保持不变,可以表示为一个常数,即 $E_s(t) = L_s(t)^{-1} E_{\text{start}}$。

当 $t \in (\pi_1, \pi_2)$ 时,平台与医疗资源的信任纽带关系处于成长期,此时平台上的医疗资源总量不断增长,平台经营主体的管理能力也有所加强。在成长期,双方信任程度随着磨合期的结束而大幅提高,协作风险降低,预期协作收益也有了大幅提高,可以表示为 $E_s(t) = L_s(t)^{-1}(E_{\text{start}} + e^{a(t-\pi_1)})$,针对不同的医疗资源,$a$ 的取值不同。

当 $t \in (\pi_2, \pi_3)$ 时,平台与医疗资源的信任纽带关系处于稳定期,平台上的医疗资源总量基本维持在一定的水平上,平台经营主体的管理能力也更强,双方信任关系维持稳定,协作风险大幅下降。因此,在稳定期,医疗资源的预期协作收益小幅增长,$E_s(t) = L_s(t)^{-1}[E_S(\pi_2) + \ln b(t-\pi_2)]$,并最终在 π_3 点达到稳定,记作 $L_s(t)^{-1} E_{\text{max}}$。

以上关系的数学描述如下:

$$E_s(t) = L_s(t)^{-1} \begin{cases} E_{\text{start}}, & t \in (0, \pi_1] \\ E_{\text{start}} + e^{a(t-\pi_1)}, & t \in (\pi_1, \pi_2) \\ E_s(\pi_2), & t = \pi_2 \\ E_s(\pi_2) + \ln b(t-\pi_2), & t \in (\pi_2, \pi_3) \\ E_{\text{max}}, & t \in [\pi_3, +\infty) \end{cases} \tag{5-9}$$

根据上述分析可知,当 $t > \pi_3$ 时,医疗资源最终协作收益 $E_s(t)$ 将由下式决定:

$$E_s(t) = L_s(t)^{-1} \left\{ \int_0^{\pi_1} E_{\text{start}} \, dt + \int_{\pi_1}^{\pi_2} [E_{\text{start}} + e^{a(t-\pi_1)}] \, dt + \right.$$

$$\left. \int_{\pi_2}^{\pi_3} [E_s(\pi_2) + \ln b(t-\pi_2)] \, dt + \int_{\pi_3}^t E_{\text{max}} \, dt \right\} \tag{5-10}$$

其他情况下,即当 t 属于其他阶段时,医疗资源 s 的最终协作收益可以按式(5-10)类推得出。

5.6　特殊社区服务模式下供应链资源整合优化模型构建

本节将针对特殊社区服务模式下 O2O 社区医疗服务平台的供应链资源整合

问题构建优化模型。模型中的索引、参数和决策变量见表 5-2。

表 5-2　特殊社区服务模式下供应链资源整合优化模型中的符号及说明

类别	符号	说明
索引	t	整合周期索引为 t，$t=1,2,3,\cdots,T$
	k	患者群体的索引为 k，$k=1,2,3,\cdots,K$。K 表示平台经营主体根据疾病类型对患者进行细分得到的患者群体总数
	w	服务种类的索引为 w，$w=1,2,3,\cdots,W$。W 表示 O2O 社区医疗服务平台提供的服务种类总数
	s	医疗资源的索引为 s，$s=1,2,3,\cdots,S$。S 表示 O2O 社区医疗服务平台中为患者提供服务 w 的待选医疗资源总数
	i	资源共享区域的索引为 i，$i=1,2,3,\cdots,I$。I 表示在一定的地理范围(通常指最大救援范围)内资源共享区域的总数
	m	用于救援的医疗资源的索引为 m，$m=1,2,3,\cdots,M$。M 表示资源共享区域 i 内可用于提供服务 w 的救援医疗资源总数
参数	$C_s^w(t)$	在整合周期 t 内，平台经营主体与医疗资源 s 建立合作关系并购买其服务的成本
	$Q_s(t)$	在整合周期 t 内，平台经营主体针对医疗资源 s 进行管理和调度的成本
	$Q_m(t)$	在整合周期 t 内，平台经营主体针对备份医疗资源 m 进行管理和调度的成本
	$G_{im}^w(t)$	在整合周期 t 内，平台经营主体从资源共享区域 i 中其他医疗服务机构中借调医疗资源 m 来提供服务 w 的救援成本，具体计算方法参见 5.5.1 小节
	$P_s^w(t)$	整合周期 t 开始时，医疗资源 s 的整合权重，即优先级
	$P_m^w(t)$	整合周期 t 开始时，参与救援的医疗资源 m 的整合权重，即优先级
	$B_{sk}^w(t)$	患者群体 k 在整合周期 t 内对医疗资源 s 的预期服务水平
	$B_{mk}^w(t)$	患者群体 k 在整合周期 t 内对参与救援的医疗资源 m 的预期服务水平
	$(\delta_{sk}^w(t-1))^{\varphi_k}$	患者群体 k 对医疗资源 s 的满意度的跨周期影响幅度
	$(\delta_{mk}^w(t-1))^{\varphi_k}$	患者群体 k 对医疗资源 m 的满意度的跨周期影响幅度
	$\mathrm{TIM}_m(t)$	在整合周期 t 内，当服务中断现象发生时，备份医疗资源 m 参与救援所必需的准备时间
	$E_s^w(t)$	在整合周期 t 内，医疗资源 s 在运作中获得的协作收益
	$E_m^w(t)$	在整合周期 t 内，参与救援的医疗资源 m 在运作中获得的协作收益
	$D_w(t)$	在整合周期 t 内，患者对定制化服务 w 的最大需求量
	$N_s^w(t)$	在整合周期 t 内，医疗资源 s 能够提供医疗服务的最大数量

类别	符号	说明
参数	$N_m^w(t)$	在整合周期 t 内,参与救援的医疗资源 m 能够提供医疗服务的最大数量
	SAT_{sk}^w	由平台经营主体设定的最低可接受的患者满意度水平
	Tmax	由患者和平台经营主体共同商议确定的最长可接受医疗资源救援准备时间
	$COO_s(t)$	在整合周期 t 内,医疗资源 s 与其他资源的协作程度(医疗资源的两两协作能力),$COO_s(t) \in \{1,2,3,4,5\}$,包括五个级别,表示协作程度从低到高
	$COO_m(t)$	在整合周期 t 内,备份医疗资源 m 与其他资源的协作程度(医疗资源的两两协作能力),$COO_m(t) \in \{1,2,3,4,5\}$,包括五个级别,表示协作程度从低到高
	DCOO	由平台经营主体设定的最低可接受的医疗资源协作水平
决策变量	$X_s^w(t)$	在整合周期 t 内,当医疗资源 s 被选择提供服务 w 时,$X_s^w(t)=1$;反之,$X_s^w(t)=0$
	$Y_m^w(t)$	在整合周期 t 内,当作为备份的救援医疗资源 m 被选择提供服务 w 时,$Y_m^w(t)=1$;反之,$Y_m^w(t)=0$

该模型中的基础假设如下。①平台经营主体在进行供应链资源整合时,可以提前获知各类待选资源的整合参数。②平台经营主体在进行供应链资源整合时,允许同属一个资源共享区域的医疗资源跨平台服务。当外部资源和内部资源的整合参数完全相同时,平台必须优先整合自己辖区内的医疗资源。③每个医疗资源仅能提供一种服务组合。④在特殊社区服务模式下,对于 O2O 社区医疗服务平台的经营主体而言,尽管需求订单的下达方式、需求数量是不确定的,但是平台经营主体仍可以根据历史数据评估未来一段时间内患者对于某种医疗服务的需求量的最高值。⑤由于特殊社区患者对医疗服务的需求具有多周期、长期性的特征,为了保证医疗服务的持续改进,避免医疗资源与患者之间不匹配带来的服务效率下降等问题,平台经营主体需要对 O2O 社区医疗服务平台供应链进行多轮整合及调整。因此,特殊社区服务模式下 O2O 社区医疗服务平台的整合周期与患者的诊疗周期紧密挂钩。

本章从三方利益均衡的视角出发,设计如下特殊社区服务模式下的 O2O 社区医疗服务平台供应链资源整合优化模型。

$$Z_1 = \min \sum_{s=1}^{S} \sum_{i=1}^{I} \sum_{m=1}^{M} \sum_{w=1}^{W} X_s^w(t) P_s^w(t) (C_s^w(t) + Q_s(t)) +$$

$$Y_m^w(t)P_m^w(t)(G_{im}^w(t)+Q_m(t)) \tag{5-11}$$

$$Z_2 = \max \sum_{s=1}^{S}\sum_{m=1}^{M}\sum_{k=1}^{K}\sum_{w=1}^{W} X_s^w(t)P_s^w(t)\left[B_{sk}^{we}(t)+(\delta_{sk}^w(t-1))^{\varphi_k}\right]+$$
$$Y_m^w(t)P_m^w(t)\left[B_{mk}^{we}(t)+(\delta_{mk}^w(t-1))^{\varphi_k}\right] \tag{5-12}$$

$$Z_3 = \max \sum_{s=1}^{S}\sum_{m=1}^{M}\sum_{w=1}^{W} X_s^w(t)P_s^w(t)E_s^w(t)+Y_m^w(t)P_m^w(t)E_m^w(t) \tag{5-13}$$

s. t.

$$D_w(t) \leqslant \sum_{m=1}^{M}\sum_{s=1}^{S} N_s(t)X_s^w(t)+N_m(t)Y_m^w(t), \quad \forall w,t \tag{5-14}$$

$$X_{sk}^w(t)B_{sk}^{we}(t)+Y_m^w(t)B_{mk}^{we}(t) \geqslant \mathrm{SAT}_{sk}, \quad \forall s,m,k,w,t \tag{5-15}$$

$$Y_m^w(t)\mathrm{TIM}_m(t) \leqslant \mathrm{Tmax}, \quad \forall m,w,t \tag{5-16}$$

$$\sum_{s=1}^{S}\sum_{m=1}^{M} \mathrm{COO}_s(t)X_s^w(t)+\mathrm{COO}_m(t)Y_m^w(t) \geqslant \mathrm{DCOO}, \quad \forall w,t \tag{5-17}$$

$$X_s^w(t),Y_m^w(t) \in \{0,1\}, \quad \forall s,m,w,t \tag{5-18}$$

式(5-11)~式(5-13)为特殊社区服务模式下的 O2O 社区医疗服务平台供应链资源整合优化模型中的优化目标。其中,式(5-11)为从平台经营主体的角度出发而构建的整合成本最小化目标,包括服务购买成本、管理成本和为提高整体供应链运作可靠性而支付的救援成本。式(5-12)为从特殊社区患者角度出发构建的患者满意度最大化目标。需要特别指出的是,由于特殊社区中的患者通常需要与各类医疗资源进行长期交互,在刻画其对医疗资源的满意度时,不仅要考虑当前整合周期,还需要考虑前序周期满意度的传递性影响。式(5-13)为从医疗资源的角度出发构建的医疗资源协作收益最大化目标。

式(5-14)~式(5-18)为特殊社区服务模式下的 O2O 社区医疗服务平台供应链资源整合优化模型中的约束条件。式(5-14)要求在每一个整合周期内,针对每一种医疗服务,平台能提供的服务总量能满足患者最大需求数量。式(5-15)要求患者对平台经营主体选择的医疗资源的满意度必须高于或等于平台设定的最低水平。式(5-16)来保证那些作为备份的医疗资源在服务中断发生时的救援速度必须高于或等于平台与患者共同设定的最低水平。此外,由于医疗资源在提供服务时通常需要与其他医疗资源形成并行合作或首尾衔接的关系,因此提出式(5-17)来保证医疗资源彼此的衔接和协作能力高于或等于平台设定的最低水平。式(5-18)表示决策变量的取值范围。

5.7 求解算法

为了求解上述特殊社区服务模式下的O2O社区医疗服务平台供应链资源整合优化模型,本节采用改进遗传算法对目标函数进行转化和求解。遗传算法不存在对函数连续性和求导的限定,具有并行优化能力和全局寻优能力,能够自适应地调整搜索方向,因此能够在短时间内有效地求解模型,符合O2O社区医疗服务平台提供高效便民服务的需求,算法选择依据和运算步骤详见第4章。本节仅介绍目标函数转化过程和染色体编码过程,其余遗传操作和算法改进内容参见4.6节。

(1) 目标函数转化

在优化模型中,三个主要优化目标分别对应整合成本最小化、患者满意度最大化和医疗资源协作收益最大化,目标间的量纲存在显著差异,因此需要先对上述目标函数进行去量纲处理,并采用线性加权和法将多目标函数转化为单目标的适应度函数,以便将其引入遗传算法。

$$Z = \alpha \frac{Z_1}{\min Z_1} + \beta \frac{\max Z_2}{Z_2} + \gamma \frac{\max Z_3}{Z_3} + P_1 + P_2 + P_3 + P_4 \qquad (5\text{-}19)$$

其中,$\alpha + \beta + \gamma = 1$,$\alpha$,$\beta$和$\gamma$分别用来表示特殊社区服务模式下供应链资源整合优化中三个目标函数的权重。由于O2O社区医疗服务平台面临复杂多变的外部环境,平台经营主体在不同的整合周期采用的运营策略不尽相同,这就导致平台在不同整合时期对三方诉求的重视程度有所差异,例如,在某一整合周期,患者提出了极具个性化的定制服务订单,需要不同医疗资源密切协作,那么平台经营主体赋予患者满意度最大化目标的权重就会显著高于整合成本最小化目标;而当某一时刻,患者对服务价格十分敏感时,平台经营主体将会赋予整合成本最小化目标更高的权重。因此,本章设立动态权重以便反映不同整合周期的决策重点。

在遗传算法的适应度函数 Z 中,P 为惩罚函数,用于惩罚那些不满足约束的异常结果。将约束条件〔式(5-14)~式(5-17)〕作为惩罚函数加入到模型中,转化方法如下。

$$P_1 = \lambda \left[\min\left(0, \sum_{m=1}^{M} \sum_{s=1}^{S} N_s(t) X_s^w(t) + N_m(t) Y_m^w(t) - D_w(t) \right) \right]^2, \quad \forall w, t$$

$$(5\text{-}20)$$

$$P_2 = \lambda \left[\min(0, X_s^w(t) B_{sk}^{we}(t) + Y_m^w(t) B_{mk}^{we}(t) - \mathrm{SAT}_{sk}) \right]^2, \quad \forall s, m, k, w, t$$

$$(5\text{-}21)$$

$$P_3 = \lambda \left[\min(0, \mathrm{Tmax} - Y_m^w(t) \mathrm{TIM}_m(t)) \right]^2, \quad \forall m, w, t \qquad (5\text{-}22)$$

$$P_4 = \lambda \left[\min\left(0, \sum_{s=1}^{S} \sum_{m=1}^{M} \mathrm{COO}_s(t) X_s^w(t) + \mathrm{COO}_m(t) Y_m^w(t) - \mathrm{DCOO}\right) \right]^2, \quad \forall w, t$$

$$(5\text{-}23)$$

其中,λ 为一个非常大的正数,即罚因子,当所有约束条件均被满足时,惩罚函数 $P=0$;否则会使适应度函数增加到非常大,从而使该解被淘汰。

（2）染色体编码

本节中使用的遗传算法采用实数编码方式,染色体的长度为决策变量个数,每个编码位的取值范围为 $[0, |S+M|]$。特殊社区服务模式下的 O2O 医疗服务平台供应链资源整合优化其实包括两个决策,一是平台应该在众多待选资源中选择何种医疗资源,二是该医疗资源是来自平台内部还是平台外部（救援）。当编码为取值为 $[0, |S|)$ 时,表示该资源来自平台内部,而当编码位取值为 $[|S|, |S+M|]$ 时,表示该资源来自资源共享区域中的其他医疗机构。

5.8　算　例　研　究

某服务于特殊社区 B 的 O2O 社区医疗服务平台（在本算例中该平台被简记为 ABM 社区医疗服务平台）通过整合线上线下各类医疗资源为其辖区内三个社区的患者提供定制化医疗服务,辖区内患者以中老年人、残障人士为主（部分老年人生活不能自理）。ABM 社区医疗服务平台有如下六个科室向患者提供医疗服务,包括内科、外科、康复医学科、老年科、中医科、推拿科。为了提高特殊人群的生活质量,平台在多年实践经验的基础上,为患者提供不同程度的定制化服务,既包括服务内容上的定制,也包括服务形式上的定制。在 2022 年,该平台拟在老年科的医疗服务中开设多项"医养结合"的定制化服务组合,针对老年人的慢性疾病进行治疗和调理。其中,患者提出的部分定制化服务组合及未来一段时间内的最大需求量见表 5-3。

表 5-3　ABM 社区医疗服务平台中部分定制化医疗服务组合

序号	特殊社区定制化医疗服务组合	最大需求量
1	全面健康检查与大病筛查＋心脑血管疾病长期护理(上门服务或到院治疗)＋中医理疗＋24 小时健康监护	27
2	全面健康检查与大病筛查＋康复训练(上门服务或到院治疗)＋中医按摩＋线上随诊	45
3	全面健康检查与大病筛查＋神经与心理疾病护理＋线上随诊	21
4	全面健康检查与大病筛查＋老年慢性病护理(糖尿病、骨质疏松、睡眠问题等)＋线上随诊＋24 小时健康监护	17

通过表 5-3 可知,特殊社区中患者需求的定制化和分散化程度较高,融合了医疗、护理、康复和养老等多方面的需求内容,需要多个科室进行综合并行地服务。当前,平台自身不具备能提供上述定制化服务组合的医疗资源,因此需要引入社会医疗资源参与整体供应链的运作,以此来满足患者的个性化需求。

但与此同时,由于患者需求的不确定和个性化程度都较高,因此很容易出现某一时间段内医疗资源供给不足,导致服务中断现象的发生。为了在供应链资源整合过程中提高服务的可靠性,有必要提前考虑将来自其他平台或其他区域的医疗资源作为备份的供应链资源,因此本算例先确定资源共享区域,界定平台整合供应链资源的范围,具体过程详见 5.4 节。

正如前文所述,特殊社区服务模式下的医患交互过程具有长期性特征,患者通常在医疗平台接受多周期的医疗服务。上述医患交互特征决定了患者满意度将会持续地影响 O2O 社区医疗服务平台的供应链资源整合过程。为了持续改进服务质量,满足患者的个性化需求,平台经营主体需要在考虑患者满意度跨周期传递效应的基础上,对供应链资源整合结果进行多轮调整和改善。由于篇幅有限,本算例仅讨论初始阶段的供应链资源整合过程和调整阶段的供应链资源整合过程。

5.8.1　初始阶段供应链资源整合算例

通过市场调研,ABM 社区医疗服务平台针对每个定制化服务组合筛选了四个待选资源,既包括平台自主管理的医疗资源,也包括与平台同属一个资源共享区域内的其他医疗服务平台中的医疗资源,其中医疗编号后带有"＊"号的资源为平台自主管理医疗资源。经过归一化处理后的各类医疗资源的整合参数见表 5-4,其中患者满意度分为基础性服务满意度和个性化服务满意度,在本算例中这两项维度的权重均为 0.50。

此外,由于本算例中涉及的医疗资源数量较多,医疗资源首尾衔接或者两两合作的协作关系不便于具体展示,因此本算例选择在运算中随机生成一个规模为 16×16 的矩阵,并设定矩阵元素的取值范围为 {1,2,3,4,5},通过从低至高的取值来表示医疗资源之间的协作能力。

平台经营主体将在获取医疗资源运行中各项参数的基础上进行供应链资源的整合优化,在初始阶段,各个医疗资源的整合权重均为 1。在开始优化之前,平台经营主体首先需要对优化目标(整合成本最小化、患者满意度最大化、医疗资源协作收益最大化)的重要程度进行权衡。在本轮整合过程中,针对各服务组合,平台将整合成本最小化目标的权重系数设为 0.20,将患者满意度最大化目标的权重系数设为 0.40,将医疗资源协作收益最大化目标的权重系数设为 0.40。这是因为上述服务组合的定制化程度极高,患者对价格的敏感程度较低,但是对其服务质量以及该项服务与自身需求的贴合程度十分关心。

表 5-4 ABM 社区医疗服务平台待选医疗资源整合参数(初始阶段)

服务组合序号	整合参数		待选医疗资源			
			S_1^*	S_2^*	S_3^*	S_4
1	服务成本		0.669	0.624	0.721	0.631
	救援成本		—	—	—	0.220
	救援效率(最长可接受救援时间/实际救援时间)		—	—	—	1.245
	管理成本		0.697	0.429	0.531	0.464
	患者满意度	基础性服务满意度	0.720	0.815	0.684	0.751
		个性化服务满意度	0.635	0.971	0.674	0.649
	协作收益		0.669	0.624	0.721	0.631
	需求满足能力(服务能力/最大需求量)		0.852	0.741	0.592	0.407
	平台最低可接受患者满意度		0.592			
	最低可接受平均协作水平		0.532			

服务组合序号	整合参数		待选医疗资源			
			S_5^*	S_6	S_7	S_8
2	服务成本		0.600	0.649	0.773	0.901
	救援成本		—	0.572	0.884	0.728
	救援效率(最长可接受救援时间/实际救援时间)		—	0.681	1.021	0.931
	管理成本		0.823	0.732	0.715	0.823
	患者满意度	基础性服务满意度	0.878	0.771	0.680	0.662
		个性化服务满意度	0.721	0.789	0.879	0.809
	协作收益		0.854	0.761	0.521	0.402
	需求满足能力(服务能力/最大需求量)		0.555	0.800	0.778	0.622
	最低可接受患者满意度		0.654			
	最低可接受平均协作水平		0.650			

服务组合序号	整合参数		待选医疗资源			
			S_9	S_{10}	S_{11}^*	S_{12}
3	服务成本		0.894	0.984	0.679	0.872
	救援成本		0.905	0.896	—	0.713
	救援效率(最长可接受救援时间/实际救援时间)		1.105	1.172	—	1.189
	管理成本		0.483	0.479	0.536	0.497
	患者满意度	基础性服务满意度	0.861	0.944	0.887	0.623
		个性化服务满意度	0.711	0.769	0.719	0.345
	协作收益		0.870	0.784	0.788	0.579
	需求满足能力(服务能力/最大需求量)		0.476	0.714	0.619	0.476
	最低可接受患者满意度		0.681			
	最低可接受平均协作水平		0.521			

服务组合序号	整合参数		待选医疗资源			
			S_{13}^*	S_{14}^*	S_{15}	S_{16}^*
4	服务成本		0.669	0.624	0.721	0.531
	救援成本		—	—	0.632	—
	救援效率(最长可接受救援时间/实际救援时间)		—	—	1.571	—
	管理成本		0.619	0.624	0.721	0.831
	患者满意度	基础性服务满意度	0.967	0.711	0.820	0.568
		个性化服务满意度	0.629	0.731	0.764	0.697
	协作收益		0.751	0.620	0.515	0.784

续 表

服务组合序号	整合参数	待选医疗资源			
		S_{13}^*	S_{14}^*	S_{15}	S_{16}^*
4	需求满足能力（服务能力/最大需求量）	1.470	1.235	0.882	0.764
	最低可接受患者满意度	0.620			
	最低可接受平均协作水平	0.671			

在具体的求解过程中,本章采用 MATLAB 进行求解,经过多次试验,最终确定算法的参数为:种群规模 2 000,迭代次数 500,精英个体保留概率27.2%,交叉概率和变异概率根据式(4-15)和式(4-16)在运算过程中自适应调整。为了确保计算结果的准确性和可靠性,对算例重复计算了 30 次,标准差为 0.207,结果区间较为稳定,输出的最优解见表 5-5。

如表 5-5 所示,从整合结果上看,医疗资源 S_1 和 S_2 被选中为平台提供第一个定制化服务组合。这是因为医疗资源 S_1 和 S_2 在提高患者满意度以及提高医疗资源协作收益方面具有较为优秀的表现,且两个资源都是平台的内部资源,不需要从其他平台调用,因此能较好地控制整合成本。同时,医疗资源 S_1 和 S_2 的服务能力可以充分覆盖患者的最大需求,有助于减少因服务供给不足造成的中断现象。医疗资源 S_5 和 S_7 被选中为平台提供第二个定制化服务组合,其中 S_7 属于备份资源,来自同一资源共享区域中的其他医疗机构。这是因为当前平台内部可供调用的资源仅有 S_5,且该医疗资源相较于其他待选资源而言,在满足患者需求、控制整合成本和提高供应链整体收益方面具有较为优秀的表现。但是仅依靠该资源不能满足患者的全部需求,因此平台需要从外部整合其他资源作为补充。在备份资源中,S_6 和 S_8 无法满足平台和患者对救援时间的最低要求,因此不被选择。虽然 S_7 在整合成本上优势不明显,但是该资源与平台的合作关系相对融洽、救援速度较快,而且在满足患者需求,尤其是个性化需求上具有良好的表现,因此该资源被平台选中执行服务。医疗资源 S_{10} 和 S_{11} 被选中为平台提供第三个定制化服务组合,其中 S_{10} 属于备份资源,来自同一资源共享区域中的其他医疗机构。这是因为当前平台内部针对第三个服务组合可供整合的资源仅有 S_{11},但是该资源存在服务能力不足的问题,因此需要从外部整合其他资源作为补充。在备份资源 S_9、S_{10} 和 S_{12} 中,相较于 S_{10} 而言,S_9 和 S_{12} 在满足患者的个性化需求和提供充足数量的服务等方面表现较弱。由于平台经营主体对患者满意度最大化目标赋予了高于其他两个目标的权重，S_{10} 因为在满足患者的需求上有一定的优势而被平台选择执行服务。医疗资源 S_{13} 被选中为平台提供第四个定制化服务组合。这是因为在待选资源中，S_{13} 属于平台的内部资源，不需要从其他平台借调，而且该资源一方面在服务能力上能满足患者群体的最大需求，另一方面在实现三个优化目标上具有优秀的表现，因此被平台选择提供服务。

表 5-5　ABM 社区医疗服务平台供应链资源整合结果(初始阶段)

整合结果	服务组合 1	服务组合 2	服务组合 3	服务组合 4
医疗资源	S_1^*，S_2^*	S_5^*，S_7	S_{10}，S_{11}^*	S_{13}^*
整合成本	2.419	3.795	3.574	1.288
患者满意度	1.570	1.579	1.660	0.798
医疗资源协作收益	1.293	1.375	1.572	0.751

与其他各类待选医疗资源相比，上述七个医疗资源在满足患者个性化需求、控制整合成本、提高医疗资源的协作收益上具有较好的潜力。表 5-5 中三个优化目标函数的值也说明了被选中的医疗资源在整合过程中表现出的优势。从医疗资源协作能力以及患者需求满足程度上来看，整合结果同样具有优势，在该整合结果下，医疗资源的平均协作能力为 0.712，说明被选中的医疗资源两两协作能力较强，服务传递过程较为流畅；在患者需求满足程度上，由于在供应链资源整合过程中就考虑到了可靠性设计的问题，因此整合结果能基本覆盖社区患者的需求，降低了因服务中断带来的经济损失和口碑下降风险。

5.8.2　调整阶段供应链资源整合算例

根据前文对特殊社区服务模式下 O2O 社区医疗服务平台供应链资源整合过程的特征分析可知，由于患者与医疗资源在治疗过程中往往需要经历长时间、多周期的交互，为了保证医疗服务的持续改进，避免医疗资源与患者之间不匹配带来的服务效率下降等问题，平台经营主体需要对 O2O 社区医疗服务平台的供应链资源进行动态的、多周期的调整与改进，即在初始整合的基础上，经过一个周期的服务后，对供应链资源进行二次整合，以便对社区患者的需求变化和满意度变化做出及时的响应。

以 ABM 社区医疗服务平台为例,在初始阶段,平台经营主体选择了表 5-5 中所示的七个医疗资源为患者提供服务,并且在三个整合目标上取得较为明显的优势。然而,经过一个周期的服务后,患者对上述七个医疗服务资源的满意度却发生了变化,具体表现在服务后患者的实际满意度比服务前患者的预期服务水平出现了增长或减少,如表 5-6 中"患者服务前后满意度差值"所示。正如前文所述,患者预期服务水平与实际满意度之间的差值决定了患者真实的满意程度,而这种差异也将影响下一个整合周期的患者满意度,进而影响整合结果。与此同时,各类医疗资源的协作收益也在长期运作中发生了变化。平台在调整阶段发生变化的参数见表 5-6,主要包括患者满意度参数变化(涉及患者满意度跨周期传递现象以及该现象对医疗资源整合权重的影响)和医疗资源协作收益参数变动。

表 5-6　ABM 社区医疗服务平台待选医疗资源整合参数(调整阶段)

整合参数	S_1^*	S_2^*	S_5^*	S_7	S_{10}	S_{11}^*	S_{13}^*
患者服务前后满意度差值(初始阶段)	0.014	−0.181	0.240	0.211	−0.115	0.121	0.068
患者预期服务水平(调整阶段)	0.739 ↑	0.554 ↓	0.838 ↑	0.872 ↑	0.654 ↓	0.841 ↑	0.801 ↑
医疗资源的整合权重	1.014	0.819	1.240	1.211	0.885	1.121	1.068
医疗资源协作收益	0.681	0.652	0.861	0.572	0.791	0.812	0.792

在本算例中,在医疗资源整合范围确定的情况下,平台在考虑患者满意度跨周期传递性影响以及医疗资源协作收益变动的基础上,针对上述四项服务组合的整合结果进行了调整。需要特别指出的是,由于篇幅有限,本算例仅考虑在确定且固定的医疗资源范围之内进行选择,而在真实情况下,O2O 社区医疗服务平台的经营主体可以在调整阶段适度地扩大待选医疗资源的范围。

在这一轮的整合中,平台将整合成本最小化目标的权重系数设为 0.30,将患者满意度最大化目标的权重系数设为 0.40,将医疗资源协作收益最大化目标的权重系数设为 0.30。这是因为随着上述服务组合项目的不断推广,平台经营主体、患者和医疗资源之间的信任程度有所提高,平台在一如既往地重视患者满意度的同时也开始追求成本的经济性。本章采用 MATLAB 进行求解,经过多次试验,最终确定算法的参数为:种群规模 2 000,迭代次数 500,精英个体保留概率 27.2%。为了确保计算结果的准确性和可靠性,对算例重复计算了 30 次,标准差为 0.092,

结果区间较为稳定。本算例的计算结果见表5-7。

通过对上述运算结果的分析可知,除服务组合1与服务组合3的整合结果发生了变化外,其余两个服务组合的整合结果变化不大。在调整阶段,针对服务组合1进行调整时,平台经营主体考虑到了患者在初始整合阶段的满意度变化,以此为根据,淘汰了没有充分满足患者需求的医疗资源S_2,并选择了医疗资源S_3作为替代。在针对服务组合3进行调整时,同样地,由于医疗资源S_{10}在实际服务过程中没有较好地满足患者的个性化需求,该资源在调整阶段的整合权重明显下降,因此平台经营主体淘汰了该资源并选择了医疗资源S_9进行替代。

表 5-7　ABM社区医疗服务平台供应链资源整合结果(调整阶段)

整合结果	服务组合1	服务组合2	服务组合3	服务组合4
医疗资源	S_1^* , S_3^*	S_5^* , S_7	S_9 , S_{11}^*	S_{13}^*
整合成本	2.618	3.795	3.497	1.288
患者满意度	1.418	1.710	1.627	0.801
医疗资源协作收益	1.402	1.433	1.682	0.792

上述两个阶段的算例反映了特殊社区服务模式下O2O社区医疗服务平台在资源整合上的多周期特征和以患者满意度为核心进行长期持续调整的特点。当医疗资源能持续地提供满足患者需求的医疗服务时,其在平台上的整合优先级将会提高,例如医疗资源S_5、S_7、S_{13}等;而当医疗资源不能提供满足患者需求的医疗服务,使患者预期服务水平与实际结果产生较大差距时,那么该医疗资源在后续整合中的优先级将会降低,并且有极大的可能被撤换或要求整改。这一研究结论对于那些服务于特殊社区的O2O医疗服务平台的持续性服务改进管理和对患者健康的持续性管理提供了一些借鉴。

5.8.3　敏感性分析

在特殊社区服务模式下,O2O社区医疗服务平台在不同时刻面对着个性化程度极高的患者需求和不同属性、不同能力的各类医疗资源,导致平台经营主体在不同时刻对不同优化目标的战略重视程度存在差异,这种战略差异反映在模型上就是对优化目标权重的动态调整。

　　因篇幅有限,上述算例中的数据集较难显示权重变化的影响,为了探究权重变化对目标函数值的影响,本章基于计算机仿真的方法对原有数据集进行拓展,设定四种权重分配场景,分别是场景 1($\{1/3,1/3,1/3\}$)、场景 2($\{1/2,1/4,1/4\}$)、场景 3($\{1/4,1/2,1/4\}$)、场景 4($\{1/4,1/4,1/2\}$),并比对了不同场景下最优整合方案下的三个优化目标函数的值,结果如图 5-7 所示。

　　由图 5-7 可知,从总目标函数的变化来看,在场景 2($\{1/2,1/4,1/4\}$)的情况下,总目标函数可以取得四个场景中的最小值,此时平台经营主体对整合成本最为看重;而在场景 3($\{1/4,1/2,1/4\}$)的情况下,总目标函数的最优值最大,相较于场景 2 增长了 22.44%,通过这一观测结果,可以大致判断权重对目标函数值具有较为显著的影响。

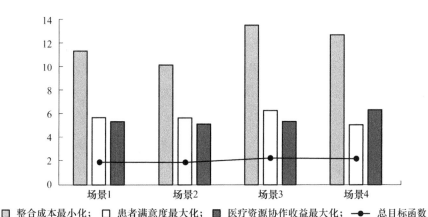

图 5-7　动态权重下目标函数值的变化(ABM 社区医疗服务平台)

　　更详细地,从各子目标函数的变化来看,在其他条件不变的情况下,增加一个子目标的权重,可以使其取得更好的结果,但是不同目标对于权重增加的反应有所不同。例如,从场景 1($\{1/3,1/3,1/3\}$)到场景 2($\{1/2,1/4,1/4\}$),整合成本最小化目标的权重从 1/3 增加到 1/2,其最优值出现了 10.22% 的降低,说明平台通过对权重的调整从而在成本控制上取得了一定的优势;而从场景 2($\{1/2,1/4,1/4\}$)到场景 3($\{1/4,1/2,1/4\}$),整合成本最小化目标的权重从 1/2 降低到 1/4,此时成本增长了约 32.70%。从场景 1($\{1/3,1/3,1/3\}$)到场景 3($\{1/4,1/2,1/4\}$),患者满意度最大化目标的权重从 1/3 增加到 1/2,其最优值出现了 8.93% 的增长。从场景 1($\{1/3,1/3,1/3\}$)到场景 4($\{1/4,1/4,1/2\}$),医疗资源协作收益最大化目标的权重从1/3增加到1/2,其最优值出现了19.46%的增长。考虑到权重对目标函数的影响,O2O社区医疗服务平台可以根据不同整合周期的具体情况,调整目标的权重,从而得到满意的供应链资源整合方案。可以看出,在本算例中,由于救援机制的引入,整合成本最小化目标受权重变化的影响较大;而患者满意度最大化目标和医疗资源协作收益最大化目标受权重变化的影响相对较小。因此,平台需要结合自身的财务状况和患者需求特征做出更为合理的整合决策。

本 章 小 结

本章针对特殊社区服务模式下的O2O社区医疗服务平台供应链资源整合优化问题展开研究。5.1节基于服务三阶段理论对特殊社区中患者的需求偏好特征进行了深入分析,分析指出,特殊社区中患者需求的个性化程度较高,且以多周期服务需求为主。而且,由于特殊群体面对疾病风险更加脆弱,突发情况频繁,因此特殊社区中患者需求的不确定性较高。在把握患者需求的基础上,5.2节进一步地探索了特殊社区中患者需求特征对O2O社区医疗服务平台供应链资源整合过程的影响。具体影响主要体现在两个方面。一方面,患者对医疗服务通常具有多周期的需求,尽管患者在不同周期对医疗服务的需求不尽相同,但是周期之间紧密联系的特征容易使患者在对医疗资源的满意度评价中产生"思维惯性",也就是说,患者对前序服务的满意度有可能对后续阶段服务的满意度在多个维度上产生正向或负向的影响。因此,特殊社区服务模式下的O2O社区医疗服务平台供应链资源整合通常是一个多周期的过程,且患者的满意度跨周期传递效应是构建不同整合周期之间关联关系的纽带。另一方面,特殊社区中患者需求的个性化程度较高,这就需要平台为其提供定制化、个性化的医疗服务组合。但是在具体的运行中,平台很可能无法在特定的时间和地点约束下找到与患者需求完全相符的医疗资源,显然,这种医疗服务供给上的不稳定性将会很大程度地影响O2O社区医疗服务平台的运作效率。因此,在特殊社区服务模式下,O2O社区医疗服务平台在整合供应链资源的过程中,一方面需要提高患者对个性化服务的满意度,另一方面需要提高服务供给的可靠性。显然,具体整合过程中存在两个难点,一是特殊社区中的患者满意度如何刻画以及其跨周期传递的机理如何刻画;二是如何提高医疗资源供给的稳定性与可靠性。这两个难点分别在 5.3 节和 5.4 节进行了讨论。其中,5.3 节根据特殊社区中患者对医疗服务的共性需求和个性化需求设计了患者满意度量化模型,引入模糊综合评价法和层次分析法对患者满意度进行了量化。在此基础上,对患者满意度的跨周期传递效应以及其对医疗资源在整合过程中的权重影响进行了刻画。5.4 节则将服务系统可靠性理论引入特殊社区服务模式下的 O2O 社区医疗服务平台供应链资源整合,响应区域医疗资源共享的政策号召,提出了基于资源聚类的相互救援策略,在不改变原有服务容量的前提下,增加服务系统的备份资源,最大程度地利用医疗资源并控制整合成本。

在上述探索和分析的基础之上,5.5 节设计了特殊社区服务模式下 O2O 社区医疗服务平台供应链资源整合的优化目标,5.6 节构建了特殊社区服务模式下 O2O 社区医疗服务平台供应链资源整合优化模型,5.7 节介绍了运用改进遗传算法求解该模型的具体方法。需要特别说明的是,针对特殊社区服务模式进行供应链资源整合是一个多周期的过程,往往需要在前一个周期的整合结果上进行优化和调整。为了验证上述模型和算法的有效性,5.8 节以服务于某特殊社区的 O2O 社区医疗服务平台作为算例进行了研究。研究表明,经过初始阶段的整合和调整阶段的优化,O2O 社区医疗服务平台能在满足患者需求和保持服务可靠性的基础上,持续改进服务、提高患者满意度,这也验证了本章提出的模型和算法的有效性与可行性。

第6章　混合社区服务模式下的O2O社区医疗服务平台供应链资源整合

第4章和第5章分别针对两种人口结构单一型社区的O2O社区医疗服务平台供应链资源整合优化问题展开了探索。然而,我国还有较多的社区人口结构十分复杂,年龄不同、职业不同、健康状况不同的人群混合居住,这一类社区在本书中被称作混合社区。不同于普通社区和特殊社区,混合社区通常有数量更多的常住人口,既包含青壮年人群,也包含一定比例的老年人和未成年人等。O2O社区医疗服务平台的混合社区服务模式是指以混合社区中的患者群体为核心服务对象的医疗服务模式。

一般来讲,无论是O2O医疗场景还是传统线下医疗场景,混合社区中的患者需求都兼具普通社区和特殊社区中的患者需求特征:一方面,混合社区中的患者既有类似于普通社区中的标准化、常规性需求,又有类似于特殊社区中的个性化甚至极端个性化需求;另一方面,类似于特殊社区的长期服务需求和类似于普通社区的短期服务需求并存。与此同时,混合社区中的患者需求还呈现出动态变化的特征,虽然不同患者群体通常对不同类型的医疗服务存在一定的倾向性,例如老年慢性病患者倾向于选择个性化医疗服务,青年常见病患者倾向于选择标准化医疗服务,但是,特定时间和空间内医疗资源的有限性决定了这些患者的需求和选择也可能发生动态的变化,例如上述慢性病患者在健康状况允许的情况下可能会选择标准化医疗服务。因此,在混合社区服务模式下,O2O社区医疗服务平台的经营主体在进行供应链资源整合优化时,除了需要关注患者满意度的各类影响因素,还需要重点关注如何在一定的时间和空间限制下,利用有限的医疗资源来满足患者结构复杂且动态性强的医疗服务需求,这是本章要重点突破的关键性问题。

众所周知,无论是线上平台还是线下平台,其供应链资源的承载能力都是有限的。对于任何一个 O2O 医疗服务平台而言,在一定时期内,受到线下场所、新资源寻觅和获取成本、资源管理成本、管理风险等因素的限制,不可能无限制地吸纳新的医疗资源。因此,面对混合社区服务模式下患者的动态性、复杂性且多层次的需求特征,O2O 社区医疗服务平台往往需要通过对部分现有资源进行适度、合理的改造和升级来实现供需的平衡。例如,在某混合社区中,患者对体检服务的时间和地点要求具有一定的复杂性和动态性,平台经营主体可以对仅提供线下体检服务的标准化医疗资源进行适当的数字化改造,使其具备线上远程检查的功能,这样的操作不仅可以灵活地适应患者需求的动态变化,也避免了平台经营主体获取新的线上体检资源所带来的协作成本与资源利用风险等问题。因此,对医疗资源的改造将是混合社区服务模式下解决满足患者多层次、动态性需求与实现范围经济之间的矛盾的可行途径。

可以看出,改造的本质是平衡医疗资源标准化服务能力供给和个性化服务能力供给之间的关系,即通过动态地调整定制化服务和标准化服务之间的比重,使平台供应链能在满足患者多层次、动态性需求和保持供应链高效运作之间达到平衡。需要特别说明的是,在前述普通社区服务模式和特殊社区服务模式下,由于面向不同患者群体的服务类型较为一致,从供给方的角度来讲,无须更多地考虑不同服务动态交叉所带来的范围经济的影响;而在混合社区服务模式下,医疗资源服务对象需求的动态性和复杂性以及潜在的改造等行为都决定了平台经营主体需要考虑资源协同所带来的范围经济对 O2O 社区医疗服务平台供应链的整体运作效率的影响。

为了对上述混合社区模式下的 O2O 社区医疗服务平台供应链资源整合优化问题进行深入分析,本章对混合社区服务模式下的患者需求偏好特征进行了分析,指出了患者多层次、动态性的需求特征对供应链资源整合优化的影响,重点阐述了混合社区医疗服务模式下供应链资源改造的逻辑机理和改造效率的刻画方法,并研究了如何将其融入多维满意度刻画的过程,进而提出了混合社区服务模式下的患者多维满意度刻画方法。在此基础上,搭建了混合社区服务模式下的 O2O 社区医疗服务平台供应链资源整合优化模型,并使用改进的遗传算法进行了求解。最后,通过某混合社区服务模式的算例验证了模型和算法的有效性与可行性。

6.1 混合社区服务模式下患者的需求偏好特征分析

混合社区中患者的需求兼具普通社区患者和特殊社区患者的特点,一方面,标准化需求与个性化甚至极端个性化需求并存;另一方面,长期服务需求和短期服务需求交织。这就决定了具有不同就诊需求的患者在其接受医疗服务的不同阶段有着不同的需求特征,总体来讲,混合社区服务模式下患者的需求偏好特征更加复杂,既包括患者对医疗服务的基础性(共性)需求特征,也包括患者对标准化服务和个性化服务的需求偏好特征。

在服务前阶段,社区患者通常会根据自身需求偏好,在线上挂号系统或线下挂号窗口对各类医疗资源进行对比和挑选。在这一阶段,混合社区中患者的共性需求主要在于其对医护人员的专业性水平以及线上服务与线下服务的配合程度的偏好,患者普遍乐于选择那些医护人员专业性水平较高,并且线上服务与线下服务配合程度高的医疗资源。对于个性化服务而言,患者主要看重服务便捷程度和服务及时性,即医疗资源能对患者的需求做出及时的反应,且能够提供不同便利程度的服务。对于标准化服务而言,患者主要看重服务的准时性和响应速度。

在服务中阶段,社区患者主要在O2O社区医疗服务平台上接受医疗资源的问诊和治疗服务。在问诊阶段,社区患者通过与医疗资源初步交互达到确认病因、制定标准化或个性化的治疗方案的目的。在这一阶段,混合社区中患者的共性需求主要在于其对问诊过程规范性的要求上,即无论是个性化服务还是标准化服务,均需要规范的问诊过程。对于个性化服务而言,混合社区中患者的需求偏好主要在于服务交互过程中医护人员的人文关怀等方面,即医护人员在问诊中展现的温柔、耐心等特质。对于标准化服务而言,混合社区中的患者主要看重问诊效率,即医疗资源能在较短时间内查明病因。

在治疗阶段,医疗资源根据患者的治疗方案为其提供标准化或个性化的医疗服务,通常来说,治疗阶段均在线下进行。在这一阶段,混合社区中患者的共性需求主要在于其对服务连贯性、治疗环境的卫生状况、医疗设备和医护人员的充足性的要求上。对于个性化服务而言,混合社区中患者的需求偏好主要在于其对服务定制程度的要求上,即医疗资源能为其提供多种定制化水平的治疗服务,例如部分患者对服务形式进行定制,提出居家治疗、在线复诊等需求;部分患者则对服务内容进行定制,提出个性化的服务组合的需求。对于标准化服务而言,混合社区中的患者主要看重治疗效率,即医疗资源能在较短时间内高效地为患者提供服务。

在服务后阶段,患者结束就诊后,O2O 社区医疗服务平台通过多种渠道为患者提供与医疗资源之间的交流平台,平台功能包括评价反馈、沟通互动以及体现人文关怀的问候等。在这一阶段,混合社区中的患者普遍关注医疗资源的反馈速度,希望医疗资源能够提供快速的反馈与响应。

综上所述,本章总结了混合社区服务模式下患者在不同阶段的基础性(共性)需求特征以及针对个性化服务和标准化服务的需求特征,见表 6-1。

表 6-1　混合社区服务模式下患者在不同阶段的需求特征总结

医疗服务阶段	需求分类	患者需求特征
服务前阶段	基础性服务需求	医护人员的专业性水平以及线上服务与线下服务的配合程度
	标准化服务需求	服务的准时性和响应速度
	个性化服务需求	服务便捷程度和服务及时性
服务中阶段	基础性服务需求	问诊规范性、服务连贯性、治疗环境的卫生状况、医疗设备和医护人员的充足性
	标准化服务需求	问诊效率与治疗效率
	个性化服务需求	医护人员的人文关怀、服务定制化程度
服务后阶段	基础性服务需求	反馈速度

6.2　混合社区服务模式下患者需求特征对供应链资源整合过程的影响

不同于普通社区和特殊社区中的患者特征,混合社区中的患者对医疗服务的需求更加复杂且动态性更强,患者既有标准化需求又有个性化需求,而且长期需求和短期需求复杂交织;混合社区中人口结构的复杂性和人口流动性的特征决定了O2O社区医疗服务平台通常难以对社区患者的需求内容进行准确预测和分类,这就需要平台供应链具备在标准化服务和个性化服务之间动态地、高效地转变的服务供给能力,从而在满足混合社区中患者复杂、动态、多层次的医疗服务需求和提高整体供应链运作效率之间保持平衡。

为了实现上述目标,O2O社区医疗服务平台的经营主体有必要在供应链资源整合的过程中引导各类医疗资源围绕着患者的多层次需求进行动态的改造,从而提高医疗服务的灵活性,在提供标准化医疗服务的基础上,适当地满足患者在医疗服务内容和形式上的定制化、个性化需求。

从本质上讲,医疗资源的改造实际上是对服务形式或服务内容的调整或延展,往往需要付出一定的人力、物力和成本。例如,某位患者在标准化康复治疗服务的基础上提出了上门服务这一服务形式上的定制化需求,为了满足患者的需求,O2O社区医疗服务平台的经营主体可以选择引导某医疗资源增派部分医护人员提供上门的康复治疗服务;某位患者在标准化康复治疗服务的基础上提出了心脑血管疾病筛查这一定制化需求,类似地,O2O社区医疗服务平台的经营主体可以选择引导某个具有相关潜力和禀赋的医疗资源为该患者提供定制化的服务组合。

在混合社区服务模式下,O2O社区医疗服务平台的经营主体在引导供应链资源进行改造的过程中面临如下两个难点,一是确定符合何种基础条件的医疗资源适合被改造;二是医疗资源改造的具体机理如何刻画。下文将就上述难点展开研究。

6.2.1 供应链资源改造的基础

O2O社区医疗服务平台的经营主体在对医疗资源进行改造时,必须考虑的一个重要问题是,医疗资源的改造建立在何种条件的基础上,即只有当医疗资源满足何种基础条件时,该医疗资源才具有被改造的可能性。

众所周知,医疗服务不同于一般性的服务,具有极高的专业壁垒,这就决定了不同医疗资源在自身禀赋(反映医疗资源在内容上的专业性和形式上的差异性)上天然地存在差异,例如牙科医疗资源一般只能提供与口腔健康相关的服务,儿科医疗资源一般只能为儿童提供医疗服务等。禀赋的差异决定了各类医疗资源在面向患者的个性化需求进行改造时必然存在改造结果上的差异,即具有不同禀赋的医疗资源只能在自身专业性相关的方向上进行延展和调整。

例如,某社区患者的就医过程可分为四个阶段,其在不同阶段有不同的定制化需求,如图 6-1 所示(不同的个性化需求在 6-1 中以不同底纹标注)。在第一阶段,患者在基础需求之外提出了心脑血管疾病筛查的定制化需求;在第二阶段,患者提出了慢性疾病心理辅导的定制化需求;在第三阶段,患者提出了营养配餐的定制化需求;在第四阶段,患者提出了家庭医生上门复健的定制化需求。如果针对上述需求,O2O 社区医疗服务平台的资源不能够提供完全贴合患者需求的服务,就需要通过资源改造的方式来满足患者的个性化需求。

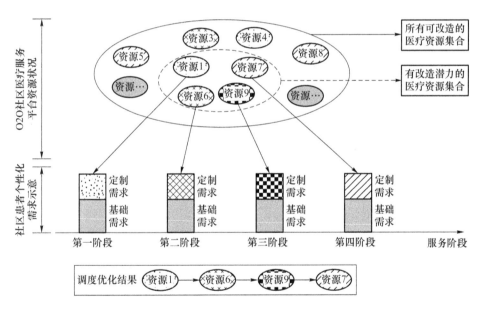

图 6-1　考虑改造行为的医疗资源运行特征示意图

通常来说,如果某医疗资源与患者的定制化需求在专业内容上同属一个领域,并且在服务内容和服务形式上专业化程度比较高,其需要改造的幅度和改造难度就会降低,那么该医疗资源被选择进行改造的可能性就越大。例如,在图 6-1 中,资源 1 和资源 4,资源 3 和资源 6,资源 9,资源 5、资源 7 和资源 8 分别与患者第一阶段至第四阶段的定制化需求具有相同的专业领域,并且具有较高的专业化程度

(如图 6-1 中与患者个性化需求具有相同底纹的医疗资源所示),因此,这些资源被选择共同构成可改造的资源集合(如图 6-1 中的大圈所示)。明显地,患者的定制化需求满足程度是和医疗资源的专业性程度息息相关的,患者可感受的专业性越强,其满意度也就越高。后续研究可以通过对患者满意度的刻画来对资源改造的专业性状况进行分析。

除此之外,即使是专业领域和专业程度相同或非常相似的医疗资源,其在改造中也存在着明显的效率(投入与产出之比)差异,如图 6-1 中资源 1 和资源 4,资源 5、资源 7 和资源 8,资源 3 和资源 6 等。这是由于不同医疗资源在面向相同的个性化需求进行改造时需要投入的各方面要素数量和价值及其产出的服务具体内容是不同的,这通常取决于医疗资源实现范围经济的潜力,即实现关键性生产要素在不同形式、不同定制化程度的医疗服务中共享,从而以较小的投入获得医疗服务种类拓展的能力。例如,在图 6-1 中,通过比较专业领域相同的四组医疗资源中每个资源的改造效率后发现,资源 1、资源 6、资源 7、资源 9 在实现范围经济上具有一定的优势,因此被选择共同构成了有改造潜力的资源集合(图 6-1 中小圈所示)。

综上所述,决定医疗资源是否适合改造的有两个关键因素,一是医疗资源的禀赋特征是否与患者的定制化、个性化需求在专业内容上同属一个领域,并且在服务形式和服务内容上具有较高的专业化程度,这一因素通常以患者满意度的形式体现;二是医疗资源在针对某项个性化需求进行改造时在效率上是否具有优势,这一因素则通常以医疗资源实现范围经济的能力来体现。

6.2.2 供应链资源改造的机理

为了更好地将医疗资源改造特征融入后续的混合社区服务模式下的 O2O 社区医疗服务平台供应链资源整合过程,还需要探讨多阶段的资源改造机理。前文指出,由于不同患者在不同诊疗阶段可能提出不同的个性化医疗服务需求,因此医疗资源通常需要经过不同程度的多阶段改造才能最终满足对应阶段中患者的个性化需求预期。

如图 6-2 所示,某患者在三个关联阶段中对不同医疗服务提出了三项不同的定制化需求,分别是 o^1、o^2 和 o^3。假设有四个待选医疗资源 $S_1 \sim S_4$ 参与各阶段的医疗服务,每个医疗资源提供的基础服务为 $f_1 \sim f_4$。在不同阶段针对该患者的定制化需求进行资源改造的过程中,不同医疗资源的专业性和其所需的投入 $(ip\mid_{s}^{o})$ 存在显著的差异,这就导致每个阶段的改造中不同医疗资源的范围经济实现程度(在图 6-2 中记为 DES,通常地,当 DES>1 时,表示该医疗资源在提供多项服务的过程中存在范围经济;反之,则表示不存在)和患者对其改造后所提供医疗服务的满意度(在图 6-2 中通过 δ_{sk} 来体现,通常地,当 $\delta_{sk} \geqslant 0$ 时,表示患者对该医疗资源的服务基本满意;反之,则表示不满意)都不同。平台经营主体在每个阶段都需要考虑如何选择最能满足患者需求且具有较高改造效率的医疗资源为患者提供服务。

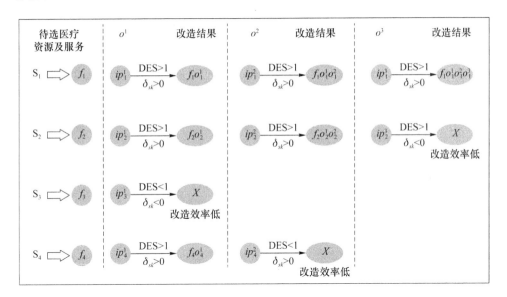

图 6-2　医疗资源改造机理示意图

如图 6-2 所示,在第一阶段针对定制化需求 o^1 进行改造的过程中,资源 S_1、S_2、S_4 既能使患者满意,又容易形成范围经济提高资源利用效率,而资源 S_3 则不能兼顾这两方面的要求,因此不适合参与改造;在第二阶段针对定制化需求 o^2 进行改造的过程中,资源 S_1、S_2 不仅能使患者满意,而且在前一阶段改造的基础上能形成范围经济进而提高资源利用效率,而资源 S_4 在这两方面的表现都较弱,因此资源 S_4 不适合参与改造;同理,在第三阶段针对定制化需求 o^3 进行改造的过程中,资源 S_1 能使患者获得满意的服务,同时也具有较高的改造效率,而资源 S_2 的改造效率则较低。综合三个阶段改造的结果来看,在这一案例中,资源 S_1 是最适合参与改造活动的。

6.3　混合社区服务模式下患者多维满意度刻画

正如前文所述,在混合社区服务模式下,O2O 社区医疗服务平台进行供应链资源整合的核心目的在于满足患者对医疗服务多层次、动态化的需求,以此来提高患者的满意度,并在此基础上提高整体供应链的运作效率。由此可见,平台经营主体在整合供应链资源的过程中需要以患者满意度为核心来进行。前文探讨的两类社区都属于人口单一型社区,因此其对医疗服务的需求较为集中,患者满意度的刻画方法也较为简单。但是,混合社区中人口结构复杂,不同患者群体通常有不同的医疗服务需求,例如老年患者倾向于选择特殊的个性化医疗服务,青年患者倾向于选择一般的标准化医疗服务,但一定时间和空间内医疗资源的有限性决定了这些患者的需求也可能发生动态的变化,例如某些年龄偏小的老年患者在医疗资源不足但健康状况允许的情况下可能选择偏向标准化的医疗服务等。因此,混合社区服务模式下的患者满意度量化需要同时考虑各个患者群体对某个医疗资源提供的标准化医疗服务和个性化医疗服务的偏好特征。同时,前文指出,在混合社区服务模式下,O2O 社区医疗服务平台的经营主体在对供应链资源进行整合的过程中,为了动态平衡个性化服务和标准化服务,通常会引导部分在实现范围经济上具有优势的医疗资源进行个性化改造,这种动态改造行为也会使患者满意度产生变化。综上所述,本节将从多维度、动态化的视角入手构建患者满意度量化模型,对混合社区服务模式下的患者满意度进行刻画。

6.3.1　混合社区服务模式下患者多维满意度评价体系

通过前文分析可知,患者的满意度来自其需求偏好是否得到满足以及得到满足的程度。因此,在 O2O 社区医疗服务平台中,患者在不同阶段的需求特征可以被视作满意度的不同维度,根据 6.1 节对混合社区服务模式下患者需求特征的分析,结合医疗资源在平台经营主体的引导下围绕患者个性化、定制化需求进行的改造活动,本小节构建了混合社区服务模式下的患者多维满意度评价体系,如图 6-3 所示。

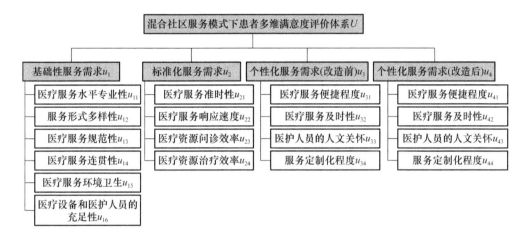

图 6-3 混合社区服务模式下患者多维满意度评价体系

6.3.2 混合社区服务模式下患者多维满意度权重刻画

如图 6-3 所示,混合社区服务模式下的患者多维满意度评价体系较为复杂,包含不同层次的维度,而且不仅包含患者对医疗资源当前服务能力的满意度评价,还包含患者对该医疗资源改造后服务能力的满意度评价。显然,不同维度对于患者满意度的影响程度存在差异,因此有必要对不同维度的权重进行刻画。

为了确定不同维度在满意度量化中的权重,引入层次分析法,通过对两两指标之间的相对重要程度进行比较,建立判断矩阵,计算判断矩阵的最大特征值以及对应特征向量,得到不同维度的权重。设上述患者多维满意度评价体系中,一级维度的索引为 $n,n \in N$,二级维度的索引为 $m,m \in M$。其中,一级维度,即基础性服务需求、标准化服务需求、个性化服务需求(改造前、后)对于患者满意度重要性的权重向量可记作 $\boldsymbol{A} = (a_1,a_2,a_3,a_4)$;各二级维度对于相应一级维度的重要性的权重向量可分别记作 $\boldsymbol{A}_{n1} = (a_{11},a_{12},a_{13},a_{14},a_{15},a_{16})$;$\boldsymbol{A}_{n2} = (a_{21},a_{22},a_{23},a_{24})$;$\boldsymbol{A}_{n3} =$

$(a_{31}, a_{32}, a_{33}, a_{34}); \boldsymbol{A}_{n4} = (a_{41}, a_{42}, a_{43}, a_{44})$。

6.3.3 混合社区服务模式下患者多维满意度量化方法

混合社区服务模式下患者多维满意度量化过程中的关键难点在于不同维度的指标量纲不同,而且不同人群对于指标的评价具有不同的偏好。例如,在普通社区服务模式下的患者满意度评价过程中,由于各项评价维度多为定量指标,且普通社区中的患者通常能够准确表述自身的预期水平,因此使用医疗资源实际服务水平与患者预期服务水平之比作为患者满意度不同维度的计算方法;在特殊社区服务模式下的患者满意度评价过程中,由于各项评价维度多为定性指标,且特殊社区患者在描述其对医疗服务各维度的需求时具有一定的模糊性,因此使用模糊综合评价法,引导特殊人群患者以"非常满意、满意、不满意和非常不满意"这四个较为简单的评语来对不同维度进行评价。而在混合社区服务模式下,由于患者群体的构成十分复杂多样,满意度评价维度也较为复杂,针对不同的人群和不同的指标可以选择不同的量化方法,既有研究证明了这种方法在复杂的指标评价系统中具有较好的效果(Yao et al.,2020)。例如,在医护人员的人文关怀维度上,可以引导患者使用简单评语集来表示其满意度;在医疗服务响应速度维度上可以采用实际服务水平与预期服务水平之比来表示患者满意度。

综上所述,本章采用改进的模糊综合评价法对混合社区服务模式下的患者满意度进行评价,方法步骤如下。

(1) 构建混合社区服务模式下满意度评价维度集合

建立评价维度域,根据图6-3,评价维度可以划分为一级维度和二级维度。其中一级维度集合为 $U = \{u_1, u_2, u_3, u_4\}$,索引为 n;二级维度集合为 $u_n = \{u_{n1}, \cdots, u_{nm}\}$,索引为 m。

(2) 建立符合混合社区患者评价习惯的统一评价集

为了使不同量纲的评价指标更具有可比性,本章建立了模糊综合评价集并构建了模糊隶属度函数,目的是将患者对不同指标的评价转化为统一的评价语言。将维度评价集设为 V,$V = \{v_1, \cdots, v_q\}$,其中 v_q 指评价结果或评语,$q \in Q$,表示评价结果或评语的数量。通常地,设置维度评价集 $V = \{$非常满意(A),满意(B),不满意(C),非常不满意(D)}。为了将患者满意度引入后续的供应链资源整合优化模型,为不同评语赋予表征值,此处设不同评语对应的表征值为 $Com(v_q)$。

对于定性指标而言,采用患者给出的不同评语的比例来确定隶属度。对于定量指标而言,需要通过隶属度函数得到其对不同评语的隶属度。隶属度函数 $f(ks)$ 见表 6-2,其中 u 为各定量指标的表现值,n_1、n_2、n_3、n_4 为各个评价集中的分级代表值。由于各项指标的评价内容不同,对应到评价集时的分级代表值也不同。

表 6-2　混合社区患者满意度模糊评价集隶属度函数

评价集	隶属度函数
非常满意(A)	$$f(ks)=\begin{cases}1, & u\geqslant n_1 \\ \dfrac{u-n_2}{n_1-n_2}, & n_2\leqslant u<n_1 \\ 0, & 0\leqslant u<n_2\end{cases}$$
满意(B)	$$f(ks)=\begin{cases}0, & u\geqslant n_1,u<n_3 \\ \dfrac{n_1-u}{n_1-n_2}, & n_2\leqslant u<n_1 \\ \dfrac{u-n_3}{n_2-n_3}, & n_3\leqslant u<n_2\end{cases}$$
不满意(C)	$$f(ks)=\begin{cases}0, & u\geqslant n_2,u<n_4 \\ \dfrac{n_2-u}{n_2-n_3}, & n_3\leqslant u<n_2 \\ \dfrac{u-n_3}{n_3-n_4}, & n_4\leqslant u<n_3\end{cases}$$
非常不满意(D)	$$f(ks)=\begin{cases}0, & u\geqslant n_3 \\ \dfrac{n_3-u}{n_3-n_4}, & n_4\leqslant u<n_3 \\ 1, & 0\leqslant u<n_4\end{cases}$$

由此得到第 n 个一级维度下的第 m 个二级维度的模糊评价集为 $R_{nm}=\{r_{nmv_1},$ $r_{nmv_2},\cdots,r_{nmv_q}\}$,其中 r_{nmv_q} 表示该维度对第 q 个评语的隶属度。整理后,得到第 n 个一级维度的模糊综合隶属度矩阵 $\boldsymbol{R}_n$。

$$\boldsymbol{R}_n=\begin{bmatrix}R_{n1} \\ R_{n2} \\ \vdots \\ R_{nm}\end{bmatrix}=\begin{bmatrix}r_{n1v_1} & r_{n1v_2} & \cdots & r_{n1v_q} \\ r_{n2v_1} & r_{n2v_2} & \cdots & r_{n2v_q} \\ \vdots & \vdots & & \vdots \\ r_{nmv_1} & r_{nmv_2} & \cdots & r_{nmv_q}\end{bmatrix} \tag{6-1}$$

(3) 患者满意度综合评价

针对混合社区服务模式下的患者满意度综合评价的过程与 5.3 节的方法一致,即先根据权重和隶属度矩阵得到各一级维度的评价向量 $\dot{\boldsymbol{B}}(n)$。

$$\dot{\boldsymbol{B}}(n) = \boldsymbol{A}_{nm} \circ \boldsymbol{R}_n = (b_{nv_1}, b_{nv_2}, \cdots, b_{nv_q}) \tag{6-2}$$

其中。表示综合评价合成算子,此处使用矩阵乘法的一般运算法则。

再根据一级维度对于患者满意度的影响权重计算出评价向量 $\boldsymbol{B}$。

$$\boldsymbol{B} = (a_1, \cdots, a_n) \circ \begin{bmatrix} b_{1v_1} & b_{1v_2} & \cdots & b_{1v_1} \\ b_{2v_1} & b_{2v_2} & \cdots & b_{2v_q} \\ \vdots & \vdots & & \vdots \\ b_{nv_1} & b_{nv_2} & \cdots & b_{nv_q} \end{bmatrix} = (b_{v_1}, b_{v_2}, \cdots, b_{v_q}) \tag{6-3}$$

最后,混合社区服务模式下患者群体 k 对医疗资源 s 的满意度评价 B_{sk} 可以通过下式计算:

$$B_{sk} = \sum_{q=1}^{Q} b_{v_q} \mathrm{Com}(v_q) \tag{6-4}$$

6.4 混合社区服务模式下供应链资源整合优化目标分析

前文分别针对混合社区服务模式下的患者需求特征、供应链资源整合特征以及患者多维满意度量化模型进行了分析和探索。本节将从三方利益均衡的视角分析混合社区服务模式下 O2O 社区医疗服务平台供应链资源整合优化目标的设计以及优化目标刻画中面临的难点和挑战。

与第 4 章和第 5 章的优化目标构建类似,本章将从患者、平台经营主体和医疗资源三方利益和诉求均衡的视角出发构建混合社区服务模式下的 O2O 社区医疗服务平台供应链资源整合优化模型。从 O2O 社区医疗服务平台的服务对象,即患者的角度来看,一部分患者的诉求在于缓解病情,另一部分患者的诉求在于缓解病情的同时个性化需求也能得到全部或者部分满足;从 O2O 社区医疗服务平台的经营主体的角度来看,其诉求在于通过合理地整合医疗资源,充分利用有限的医疗资源提供更加高效率的服务,节约服务成本,发挥医疗服务的普惠价值;从 O2O 社区医疗服务平台的服务主体,即医疗资源的角度来看,其诉求在于以小的投入实现个性化服务和基础性服务之间的动态平衡,即提高医疗资源的利用效率。

基于上述分析,设计如下三个混合社区服务模式下 O2O 社区医疗服务平台供应链资源整合优化目标。①从平台经营主体的角度来看,需要实现整合成本最小化的目标。②从患者的角度来看,需要实现患者多维满意度最大化的目标。③从医疗资源的角度来看,需要实现供应链资源运作效率最大化的目标。接下来将介绍不同优化目标的刻画方法。

6.4.1　平台经营主体整合成本最小化目标

在混合社区服务模式下,O2O 社区医疗服务平台的经营主体在整合各类医疗资源的过程中需要投入一定的成本,主要包括服务购买成本、医疗资源改造成本以及管理成本。其中,服务购买成本的产生是因为当平台经营主体选择某一医疗资源后,需要与其签订长期或短期合同,并支付一定的服务购买费用,包括医疗器械使用费、医护人员工资等。医疗资源改造成本是指平台经营主体在动态平衡定制化服务和标准化服务之间的关系的过程中,引导医疗资源进行改造时所支出的成本。管理成本则是指平台在实际运作的过程中,平台经营主体监管、调度、协调各类医疗资源共同提供服务所需的成本。

6.4.2　患者多维满意度最大化目标

6.3 节介绍了患者多维满意度的评价体系以及评价方法。患者多维满意度取决于基础性服务需求、个性化服务需求和标准化服务需求的满足程度,而个性化服务需求的满足程度又可以分为医疗资源改造前的满足程度和医疗资源改造后的满足程度。具体量化方法参见 6.3 节相关内容。

6.4.3　供应链资源运作效率最大化目标

通过前文分析可知,在混合社区服务模式下,平台经营主体为了在定制化服务和标准化服务之间进行动态平衡,往往需要引导医疗资源进行改造。而这一改造必然涉及医疗资源在服务内容范围和服务形式范围上的"跨界"和"融合"。尽管基于"跨界"和"融合"的服务内容和服务形式的适当扩张和拓展可以使医疗资源更加贴近患者的个性化需求,但是,有相同或相似禀赋的各医疗资源在改造中依然存在投入产出差异,导致不同医疗资源的运作效率不同,造成这种差异的根源在于医疗资源改造中的潜在范围经济。

一般来讲,范围经济(Economies of Scope)引起的单位成本降低往往是通过扩大差异化经营范围或联合处理多种产品/服务来获得的。与规模经济效应不同,范围经济效应中成本的节约主要来自企业中各类资源(例如员工、设施、知识、技术等)在不同相关业务中的共享。既有研究发现,范围经济的实现是有边界的,即必须在与主营业务技术和工艺相关的领域进行,而且企业必须在主营业务领域具有竞争优势,即具备一定的核心竞争力,否则不仅不能获得新的竞争优势,原有的竞争优势也会因为经营改造带来的成本和风险而丧失。

在医疗服务的改造过程中,不同医疗资源同时提供多种内容或形式的服务所需要的人力、财力和物力的投入是不同的。显然,不同医疗资源实现范围经济的程度和能力决定了其运作效率的差异,因此,本章通过量化医疗资源动态改造中的范围经济来反映其运作效率。

既有研究通常采用成本分析法来刻画范围经济的程度,即将单独生产和联合生产相同数量产品所需要的成本相互比较,当单独生产的成本高于联合生产的成本时,说明范围经济存在;而当单独生产的成本低于联合生产的成本时,说明范围经济不存在。但是,对于医疗服务而言,一方面,其生产过程不同于一般产品的生产过程,投入要素的种类更加复杂,医疗行业的不完全竞争及信息不对称等情况直接导致不同医疗服务供应商投入要素的价格更具有模糊性和不确定性;另一方面,传统成本分析法没有考虑到因各类医疗资源禀赋和经营规模不同造成的投入产出效率差异的影响。因此,传统成本分析法不能全面地对本章探讨的医疗资源改造中的范围经济程度进行评价,需要探索新的量化方法。

考虑到上述两方面因素给范围经济测量带来的不利影响,本章尝试从投入产出效率的角度对范围经济的实现程度进行测量,即将联合提供多种服务的投入产出效率与单独提供服务的投入产出效率进行对比,当前者效率高于后者效率(并非指在数值上前者高于后者,而是指当产出相同时,前者的投入少于后者)时,说明范围经济存在。相关研究表明,对于服务活动而言,考虑到各类资源在禀赋和规模上的差异,使用投入产出效率来量化范围经济实现程度是更加可靠且更具可操作性的方法(Bottasso et al.,2019)。

在从投入产出效率的角度对范围经济实现程度进行测量时,首先需要对投入和产出要素进行界定。针对本章探讨的问题而言,投入主要由医疗资源服务要素的投入数量来体现,产出则由不同医疗服务的产出数量进行测算。其次,需要对投入产出效率的计算方法进行研究。考虑到在投入产出效率计算过程中可能面临的不同种类、不同数量的医疗资源要素投入和多种医疗服务产出的情况,投入和产出之间的关系异常复杂,使用简单的投入产出比进行效率计算无法有效地体现这些关系,因此,需要引入能够体现这些复杂关系的衡量方法。一般来讲,数据包络分析方法(Data Envelopment Analysis, DEA)常被用于衡量多种要素投入产生多种产出情况下决策单元的相对效率。对于本章探讨的改造效率评价问题而言,使用DEA 方法能较为准确地反映各类医疗资源的相对投入产出效率差异,并且可以较好地规避投入要素价格不确定性的影响。

DEA 方法主要有三种基本模型,即规模报酬不变模型(CRS 模型,又称 CCR 模型)、规模收益变化模型(VRS 模型,又称 BCC 模型)和能反映决策单元生产效率在不同周期动态变化的 DEA-Malmquist 指数模型。当投入和产出要素为非径向关系时,还可以使用拓展性的 SBM 模型。在上述方法中,对于效率小于 0 的各决策单元,可以进行排序,而对于处在前沿面上的决策单元,由于其效率值均为 1,即多个单元同时相对有效,故无法对其进行排序,也无法做出进一步的评价与比较。为了弥补这一缺陷,有学者对传统 DEA 方法进行了拓展,设计了各种超效率模型,使得对各类有效的决策单元进行排序成为可能(龚日朝 等,2020)。

本章基于规模报酬不变原则,在具有非阿基米德无穷小量的 CCR 模型(Charnes et al.,1984;Charnes et al.,1978)的基础上增加了超效率设计,分别针对医疗资源联合服务和单独服务情况进行投入产出相对效率的计算。为方便计算,下文将展示模型的对偶形式。

首先,计算医疗资源 s 与市场上联合提供 A 和 B 两种服务的医疗资源相对而言的效率 $\theta_s^{AB}(X_s,Y_s)$。设 $j(j=1,2,3,\cdots,J)$ 表示市场上包括医疗资源 s 在内的

联合提供 A 和 B 两种服务的医疗资源索引。设 X_{mj}^{AB} 表示第 j 个医疗资源在要素 m 上的投入要素 $(m=1,2,3,\cdots,M)$，Y_{nj}^{AB} 表示第 j 个医疗资源在 n 上的产出要素 $(n=1,2,3,\cdots,N)$。此时，医疗资源 s 与市场上联合提供 A 和 B 两种服务的医疗资源相对而言的效率 $\theta_s^{AB}(X_s,Y_s)$ 的计算过程如模型（1）所示。

模型（1）：

$$\theta_s^{AB}(X_s,Y_s)=\min\left[\theta-\varepsilon\left(\sum_{m=1}^{M}S_m^-+\sum_{n=1}^{N}S_n^+\right)\right] \tag{6-5}$$

$$\text{s.t.}\quad \sum_{\substack{j=1\\j\neq s}}^{J}\varphi_j X_{mj}^{AB}+S_m^-=\theta X_{ms}^{AB},\quad \forall m \tag{6-6}$$

$$\sum_{\substack{j=1\\j\neq s}}^{J}\varphi_j Y_{nj}^{AB}-S_n^+=Y_{ns}^{AB},\quad \forall n \tag{6-7}$$

$$\varphi_j\geqslant 0,\quad \forall j \tag{6-8}$$

$$S_m^-,S_n^+\geqslant 0 \tag{6-9}$$

在模型（1）中，θ 表示每一个优化单元距离有效包络面的径向优化量，即规划目标值；ε 为一个较小的非阿基米德数，用来避免忽略测量中的不利因素；S_m^- 为剩余变量；S_n^+ 为松弛变量；φ_j 是规划决策变量，实现各个有效点的相互连接，形成有效帕累托前沿面。

其次，计算医疗资源 s 与市场上分别提供 A 和 B 两种服务的医疗资源相对而言的效率 $\theta_s^{A+B}(X_s,Y_s)$。设 $p(p=1,2,3,\cdots,P)$ 表示市场上单独提供 A 服务的医疗资源索引，$q(q=1,2,3,\cdots,Q)$ 表示市场上单独提供 B 服务的医疗资源索引。设 X_{mp}^A 和 Y_{np}^A 分别表示第 p 个提供 A 服务的医疗资源的要素投入和产出，X_{mq}^B 和 Y_{nq}^B 分别表示第 q 个提供 B 服务的医疗资源的要素投入和产出。此时，医疗资源 s 与市场上分别提供 A 和 B 两种服务的医疗资源相对而言的效率 $\theta_s^{A+B}(X_s,Y_s)$ 的计算过程如模型（2）所示。

模型（2）：

$$\theta_s^{A+B}(X_s,Y_s)=\min\left[\theta-\varepsilon\left(\sum_{m=1}^{M}S_m^-+\sum_{n=1}^{N}S_n^+\right)\right] \tag{6-10}$$

$$\text{s.t.}\quad \sum_{\substack{p=1\\p\neq s}}^{P}\varphi_p^A X_{mp}^A+\sum_{\substack{q=1\\q\neq s}}^{Q}\varphi_q^B X_{mq}^B+S_m^-=\theta X_{ms}^{AB},\quad \forall m \tag{6-11}$$

$$\sum_{\substack{p=1 \\ p \neq s}}^{P} \varphi_p^A Y_{np}^A + \sum_{\substack{q=1 \\ q \neq s}}^{Q} \varphi_q^B Y_{nq}^B - S_n^+ = Y_{ns}^{AB}, \quad \forall n \tag{6-12}$$

$$\sum_{\substack{p=1 \\ p \neq s}}^{P} \varphi_p^A = \sum_{\substack{q=1 \\ q \neq s}}^{Q} \varphi_q^B \tag{6-13}$$

$$\varphi_p^A, \varphi_q^B \geqslant 0, \quad \forall p, q \tag{6-14}$$

$$S_m^-, S_n^+ \geqslant 0 \tag{6-15}$$

最后,根据 $\theta_s^{AB}(X_s, Y_s)$ 和 $\theta_s^{A+B}(X_s, Y_s)$ 计算并得出医疗资源 s 的范围经济程度(简记为范围经济系数),记作 DES_s:

$$\mathrm{DES}_s = \frac{\theta_s^{A+B}(X_s, Y_s)}{\theta_s^{AB}(X_s, Y_s)} \begin{cases} >1, & 存在范围经济 \\ <1, & 不存在范围经济 \end{cases} \tag{6-16}$$

式(6-16)定义的范围经济系数是联合提供两项或多项服务的医疗资源在单独服务情况下的帕累托前沿与联合服务情况下的帕累托前沿上的效率之比,在本章中,这一系数表现出了具有改造潜力的医疗资源从仅提供标准化服务到并行提供标准化服务和定制化服务的转化中运作效率的变化。显然,当服务产出相同时,具有较高范围经济系数的医疗资源需要投入的要素数量比具有较低范围经济系数的医疗资源需要投入的要素数量少。在不考虑各医疗资源间要素价格差异的前提下,具有较高范围经济实现能力的医疗资源能够节约更多的改造成本。

6.5　混合社区服务模式下供应链资源整合优化模型构建

本节将针对混合社区服务模式下的 O2O 社区医疗服务平台供应链资源整合问题构建优化模型。该模型中的基础假设如下。①平台经营主体在进行供应链资源整合时,可以提前获知各类待选资源的整合参数。②O2O 社区医疗服务平台上的医疗资源通常情况下只能提供一种服务,部分医疗资源具有改造潜力,经过改造后可以提供相同或相关领域的多项服务。③平台经营主体引导医疗资源进行改造的过程会导致其服务能力(数量)出现变化,因此使用三角模糊数来表示改造后的医疗资源的服务能力。④对于 O2O 社区医疗服务平台的经营主体而言,尽管患者需求订单的下达方式、需求数量是不确定的,但是平台经营主体仍可以根据历史数据评估未来一段时间内患者对于某种医疗服务的需求量的最高值。模型中的索引、参数和决策变量见表 6-3。

表 6-3　混合社区服务模式下供应链资源整合优化模型中的符号及说明

类别	符号	说明
索引	w	服务的索引为 $w,w=1,2,3,\cdots,W$。W 表示 O2O 社区医疗服务平台提供的服务种类总数
	k	患者群体的索引为 $k,k=1,2,3,\cdots,K$。K 表示平台经营主体根据疾病类型对患者进行细分得到的患者群体总数
	s	医疗资源的索引为 $s,s=1,2,3,\cdots,S$。S 表示 O2O 社区医疗服务平台中为患者提供服务 w 的待选医疗资源总数
参数	C_s^w	医疗资源 s 提供服务 w 的成本
	Ch_s^w	平台经营主体指导医疗资源 s 针对服务 w 进行服务内容和形式改造所需的成本
	Q_s	平台经营主体针对医疗资源 s 进行管理和调度的成本
	B_{sk}^w	患者 k 对医疗资源 s 的满意度（当该资源无须改造时）
	$B_{sk}'^w$	患者 k 对医疗资源 s 的满意度（当该资源需要改造时）
	DES_s^w	医疗资源 s 针对服务 w 进行服务改造时的范围经济实现程度
	TIM_s^w	医疗资源 s 针对服务 w 进行服务改造时必需的准备时间
	$D(w)$	患者在整合周期内对医疗服务 w 的最大需求量
	N_s^w	医疗资源 s 的服务能力（当该资源无须改造时）
	$\widetilde{N}_s'^w$	医疗资源 s 在改造后的服务能力，使用三角模糊数表示，$\widetilde{N}_s'^w=(N_{s1}'^w,N_{s2}'^w,N_{s3}'^w)$
	SAT_{sk}	由平台经营主体设定的最低可接受的患者满意度水平
	$Tmax$	由患者和平台经营主体共同商议确定的最长可接受医疗资源服务改造的准备时间
	$COO_{s,s'}$	第 s 个和第 s' 个医疗资源之间的协作程度，$s,s'\in S$。$COO_{s,s'}$ 包括五个级别，$COO_{s,s'}\in\{1,2,3,4,5\}$，表示协作程度从低到高
	$DCOO$	由平台经营主体设定的最低可接受的医疗资源协作水平
决策变量	X_s^w	当医疗资源 s 被选择提供服务 w 时，$X_s^w=1$；反之，$X_s^w=0$
	O_s^w	当医疗资源 s 需要针对服务 w 进行改造时，$O_s^w=1$；反之，$O_s^w=0$

本章从三方利益均衡的视角出发，设计如下面向混合社区的 O2O 社区医疗服务平台供应链资源整合优化模型。

$$Z_1 = \min \sum_{s=1}^{S} \sum_{w=1}^{W} X_s^w (C_s^w + \mathrm{Ch}_s^w O_s^w + \mathcal{Q}_s) \tag{6-17}$$

$$Z_2 = \max \sum_{s=1}^{S} \sum_{w=1}^{W} \sum_{k=1}^{K} X_s^w [(1 - O_s^w) B_{sk}^w + O_s^w B_{sk}'^w] \tag{6-18}$$

$$Z_3 = \max \sum_{s=1}^{S} \sum_{w=1}^{W} X_s^w O_s^w \, \mathrm{DES}_s^w \tag{6-19}$$

s. t.

$$P\left\{ D(w) \leqslant \sum_{s=1}^{S} X_s^w [(1 - O_s^w) N_s^w + O_s^w \widetilde{N}_s'^w] \right\} \geqslant \alpha, \quad \forall w \tag{6-20}$$

$$X_s^w [(1 - O_s^w) B_{sk}^w + O_s^w B_{sk}'^w] \geqslant \mathrm{SAT}_{sk}, \quad \forall s, w, k \tag{6-21}$$

$$\mathrm{COO}_{s,s'} X_s^w \geqslant \mathrm{DCOO}, \quad \forall s, w \tag{6-22}$$

$$\mathrm{TIM}_s^w X_s^w O_s^w \leqslant \mathrm{Tmax}, \quad \forall s, w \tag{6-23}$$

$$O_s^w, X_s^w \in \{0, 1\}, \quad \forall s, w \tag{6-24}$$

式(6-17)~式(6-19)为混合社区服务模式下 O2O 社区医疗服务平台供应链资源整合优化模型中的优化目标。式(6-17)为从 O2O 社区医疗服务平台经营主体的角度出发构建的考虑医疗资源改造行为的平台经营主体整合成本最小化目标。式(6-18)为从混合社区患者的角度出发构建的患者多维满意度最大化目标。式(6-19)为从医疗资源的角度出发构建的供应链资源运作效率最大化目标。

式(6-20)~式(6-24)为混合社区服务模式下 O2O 社区医疗服务平台供应链资源整合优化模型中的约束条件。式(6-20)表示对于每一项医疗服务而言,"平台上医疗资源的服务能力能完全满足患者最大需求"这一约束条件成立的概率不低于置信度 α,该约束条件属于模糊机会约束形式。之所以使用这种约束形式,是因为在混合社区中医疗资源的能力可能会因改造而发生动态变化,为了保证可行解的数量,可以允许供应链资源整合优化决策在一定程度上不满足约束条件,但该决策应使约束条件成立的概率不小于某一置信水平。下文将对该约束条件进行进一步的处理。式(6-21)要求患者对每一个医疗资源的满意度高于或等于平台经营主体设定的最低水平。此外,由于医疗资源在提供服务时通常需要与其他医疗资源形成并行合作或首尾衔接的关系,因此提出式(6-22)来保证医疗资源彼此的衔接和协作能力高于平台经营主体设定的最低水平。式(6-23)要求医疗资源的改造时间不得超过患者和平台经营主体共同商议确定的最长可接受改造时间。式(6-24)

表示决策变量的取值范围。

6.6 求解算法

本章提出的针对混合社区服务模式的 O2O 社区医疗服务平台供应链资源整合优化模型实际上是带约束的多目标优化模型,属于 NP-难问题,在求解时需要在一定约束条件下权衡平台经营主体整合成本最小化、患者多维满意度最大化、供应链资源运作效率最大化等多个优化目标及不同形式的约束条件,包括模糊机会约束。为了求解上述优化模型,本节采用改进遗传算法对目标函数进行转化和求解。遗传算法不存在对函数连续性和求导的限定,具有并行优化能力和较好的全局寻优能力,能够自适应地调整搜索方向,因此能够在短时间内有效地求解模型,符合混合社区服务模式下 O2O 社区医疗服务平台提供高效便民服务的需求。本节仅介绍目标函数转化过程和染色体编码过程,关于改进遗传算法的运行步骤和改进之处请参考本书第 4 章的内容。

(1) 目标函数转化

在优化模型中,三个主要优化目标分别对应平台经营主体整合成本最小化、患者多维满意度最大化和供应链资源运作效率最大化,目标间的量纲存在显著差异,且优化方向不同。因此,需要先对目标函数进行去量纲处理,并采用线性加权和法将多目标函数转化为单目标的适应度函数,以便将其引入遗传算法。

$$Z = \alpha \frac{Z_1}{\min Z_1} + \beta \frac{\max Z_2}{Z_2} + \gamma \frac{\max Z_5}{Z_4} + P_1 + P_2 + P_3 + P_4 \qquad (6\text{-}25)$$

其中,α, β, γ 用来表示混合社区服务模式下 O2O 社区医疗服务平台供应链资源整合优化决策中三个目标函数的权重,$\alpha + \beta + \gamma = 1$。由于 O2O 社区医疗服务平台面临动态多变的外部环境,因此,其在不同时刻的决策重点是不同的,为此,设立动态权重以便反映不同整合周期的决策重点。

在优化函数 Z 中,P 是惩罚函数,用于惩罚那些不满足约束的异常结果。一个常见的做法是给一条异常染色体赋一个较大的值,这样它就不会成为最终有效的解决方案输出,也不会参与下一轮计算。将约束条件〔式(6-20)~式(6-23)〕作为

惩罚函数加入到模型中,具体转化如下:

$$P_2 = \lambda \left[\min(0, X_s^w \left[(1-O_s^w) B_{sk}^w + O_s^w B_{sk}'^w \right] - \text{SAT}_{sk}) \right]^2, \quad \forall s, w, k \quad (6\text{-}26)$$

$$P_3 = \lambda \left[\min(0, \text{COO}_{s,s'} X_s^w - \text{DCOO}) \right]^2, \quad \forall s, w \quad (6\text{-}27)$$

$$P_4 = \lambda \left[\min(0, \text{Tmax} - \text{TIM}_s^w X_s^w O_s^w) \right]^2, \quad \forall s, w \quad (6\text{-}28)$$

其中,λ 为一个充分大的正数,当所有约束条件得到满足时,$P=0$;当约束条件没有得到满足时,P 为一个非常大的数,通过拉高适应度值的方法,使该结果无法进入下一轮运算。

由于式(6-20)模糊机会约束中医疗资源改造后的服务能力为一个三角模糊数,在将其转化为惩罚函数时,该模糊数仍然存在,因此需要对其进行等价转化。根据模糊数学理论以及可能性理论,模糊数 $\tilde{a}$ 小于一个清晰数 b 的概率为:

$$\text{Pos}\{\tilde{a} \leqslant b\} = \sup\{\mu_{\tilde{a}}(x) \mid x \in R, x \leqslant b\} \quad (6\text{-}29)$$

其中 $\mu_{\tilde{a}}(x)$ 为模糊数 $\tilde{a}$ 的隶属度函数。结合带有模糊参数的机会约束规划的理论框架可知,若 $z(x)$ 是决策变量 x 的函数,$\tilde{a}$ 为一个隶属度函数为 $\mu_{\tilde{a}}(x)$ 的模糊数,则对于机会约束

$$\text{Pos}\{z(x) \leqslant \tilde{a}\} \geqslant \alpha \quad (6\text{-}30)$$

必然存在 $z(k)$,使

$$\text{Pos}\{z(k) \leqslant \tilde{a}\} = \alpha \quad (6\text{-}31)$$

在优化模型中,如果将较小的数 $z(k)'(z(k)' < z(k))$ 代入上式,则有

$$\text{Pos}\{z(k) \leqslant \tilde{a}\} = \sup\{\mu_{\tilde{a}}(x) \mid \tilde{a} \geqslant z(k)\} \leqslant \sup\{\mu_{\tilde{a}}(x) \mid \tilde{a} \geqslant z(k)'\}$$
$$= \text{Pos}\{z(k)' \leqslant \tilde{a}\} \quad (6\text{-}32)$$

由此可知,$z(k)$ 是能使式(6-30)实现的最大值,可以由下式计算。

$$z(k) = \sup\{z(k) \mid z(k) = \mu_{\tilde{a}}^{-1}(\alpha)\} \quad (6\text{-}33)$$

其中,$\mu_{\tilde{a}}^{-1}$ 是 $\mu_{\tilde{a}}$ 的反函数。

根据上文的推导可知,医疗资源的改造行为会导致其服务能力处于模糊变动的状态,即三角模糊数 $\tilde{N}_s'^w = (N_{s1}'^w, N_{s2}'^w, N_{s3}'^w)$,其模糊隶属函数如式(6-34)所示:

$$\mu(N_s'^w) = \begin{cases} \dfrac{N_s'^w - N_{s1}'^w}{N_{s2}'^w - N_{s1}'^w}, & N_{s1}'^w \leqslant N_s'^w < N_{s2}'^w \\ 1, & N_s'^w = N_{s2}'^w \\ \dfrac{N_s'^w - N_{s3}'^w}{N_{s2}'^w - N_{s3}'^w}, & N_{s2}'^w < N_s'^w \leqslant N_{s3}'^w \\ 0, & N_s'^w > N_{s3}'^w, N_s'^w < N_{s1}'^w \end{cases} \quad (6\text{-}34)$$

根据式(6-30)～式(6-34)，原模型中式(6-20)所示的约束条件可以转换为以下形式：

$$D(w) \leqslant \sum_{s=1}^{S} X_s^w N_s^w + X_s^w O_s^w \left[(1-\alpha)N_{s3}'^w + \alpha N_{s2}'^w\right], \quad \forall w \qquad (6-35)$$

该约束条件的惩罚函数形式为

$$P_1 = \lambda \left[\min\left(0, \sum_{s=1}^{S} X_s^w(1-O_s^w)N_s^w + X_s^w O_s^w \left[(1-\alpha)N_{s3}'^w + \alpha N_{s2}'^w\right] - D(w)\right)\right]^2, \quad \forall w$$

$$(6-36)$$

(2) 染色体编码

本节使用的遗传算法采用实数编码方式，染色体的长度为决策变量个数，每个编码位的取值范围为 $[0, 2|S|]$。混合社区服务模式下 O2O 社区医疗服务平台的供应链资源整合优化包括两个决策，一是平台应该为每个患者群体的每一种医疗服务需求配置哪一个医疗资源，二是该医疗资源是否需要改造。为了节省编码空间，在算法中将未改造医疗资源的各项参数和改造后该医疗资源的各项参数并行输入。当编码位取值为 $[0, |S|)$ 时，表明该医疗资源不需要改造；当编码位取值为 $[|S|, 2|S|]$ 时，表明该医疗资源需要经过改造后才能被选择。

6.7 算例研究

某社区医疗服务平台（简记作 TNR 社区医疗服务平台）是服务于混合社区 C 的 O2O 社区医疗服务平台，该平台通过整合线上线下各类医疗资源，为其辖区内三个街道的社区居民提供便捷的医疗服务，辖区内的患者人口结构较为复杂。该平台主要开设以下六个科室向患者提供医疗服务，包括内科、外科、妇科、儿科、中医科和口腔科。由于混合社区中人口结构较为复杂，不同年龄段、不同职业的患者对医疗服务的需求不尽相同，有的患者仅要求基础性医疗服务，而有的患者可能由于行动不便或病情复杂需要一定程度的定制化医疗服务。该平台的经营主体为了方便辖区内患者就诊，拟在标准化服务的基础上，增加部分定制化服务模块供患者选择。以中医外科中的按摩推拿服务和针灸服务为例，该平台拟提供的基础化和定制化服务类型见表 6-4。

表 6-4　TNR 社区医疗服务平台中部分医疗服务项目

服务分类	服务项目 1	服务项目 2	服务项目 3	服务项目 4
基础性服务	中医按摩推拿(I)		中医针灸(O)	
定制化服务	上门服务(CN)＋线上随诊(CM)	全面身体检查与大病筛查(ME)	康复训练(PY)	慢性疾病长期理疗(RT)

　　上述定制化服务既包括服务形式上的定制,例如上门服务、线上随诊等,也包括服务内容上的定制,例如将中医按摩推拿服务与全面身体检查服务结合提供,或将中医针灸服务与康复训练服务并行提供等。平台经营主体为了在基础性服务和定制化服务之间实现动态的平衡,需要从供应链整体入手,优化供应链的资源整合,使其为各类医疗服务提供支撑。

　　通过市场调研,平台经营主体确定了十个中医外科领域的医疗资源,不同医疗资源具有不同的禀赋,因此其在改造中表现出的效率具有明显差异,为了将医疗资源的运作效率纳入后续的供应链资源整合优化模型,需要先对其运作效率进行量化。

6.7.1　待选医疗资源运作效率刻画

　　本章基于 6.4.3 节提出的相关方法来计算医疗资源在平衡标准化需求和定制化需求过程中表现出的范围经济,通过前文分析可知,混合社区服务模式下,医疗资源实现范围经济能力的高低很大程度上决定了其运作效率的高低。在确定投入和产出要素时,考虑到收集数据中的诸多限制,本章采用文献优选法,即选取所查相关文献中使用次数较多的指标,然后基于精炼性、代表性、核心性、简明性和独立性以及相关数据可获得性强、具有较高可靠性和准确性等原则对指标进行筛选(Kao et al.,2021;Ferreira et al.,2018;Morita,2003)。经过反复筛选和尝试,最终选取医护人员数量、行政职工、病床数量作为投入要素,选取问诊人数和治疗天数作为产出要素来计算医疗资源的相对效率,进而计算其范围经济系数。需要特别指出的是,上述投入和产出既包括线上的投入产出,也包括线下的投入产出。

　　为了保证效率计算的准确性和客观性,作者搜索到北京市与本算例中提及的患者需求相关的 108 家医疗服务资源在 2020 年 9 月至 12 月之间的运行状况信息,见表 6-5。表 6-5 中,第一列表示医疗资源提供的服务类型,第二列表示每种医疗资源的数量,第三列到第五列为医疗资源月平均投入要素的均值和标准差,第六列、第七列为医疗资源月平均产出要素的均值和标准差;"＊"表示并行提供两种或多种服务的医疗资源。

表 6-5　DEA 模型中各类医疗资源投入产出要素的均值与标准差

医疗资源服务类型	样本量	投入要素			产出要素	
		医护人员数量	行政职工	病床数量	问诊人数	治疗天数
I	8	36.23(5.23)	32.70(5.43)	18.39(67.91)	281.11(100.98)	16.21(9.45)
O	12	99.32(30.23)	28.91(9.79)	19.60(27.14)	279.45(211.43)	16.21(8.23)
PY	3	131.76(2.21)	9.44(7.21)	18.97(4.32)	1 289.43(66.54)	3.66(18.45)
ME	3	25.22(3.21)	6.87(1.05)	0(0)	167.45(89.87)	2(0)
RT	7	34.89(29.12)	3.98(5.89)	37(5.23)	1 805.12(672.34)	2(10.45)
I＊ME	7	61.34(5.87)	16.34(5.18)	14.87(22.67)	109.43(15.87)	3.89(5.45)
I＊CM	8	131.76(2.21)	21.78(21.78)	207.78(67.21)	378.43(1 431.87)	2(10.45)
I＊CN	2	14.78(3.76)	4(0)	4(2.76)	78.43(2.65)	21.97(30.67)
O＊RT	6	97.43(37.32)	12.80(2.17)	65.78(32.21)	245.34(34.29)	17.43(26.54)
O＊PY	5	137.37(2.55)	14.21(3.77)	157.45(3.77)	667.34(34.32)	4.65(2.89)
I＊CM＊CN	6	97.43(37.32)	12.80(2.17)	65.78(32.21)	245.34(34.29)	17.43(26.54)
I＊CN＊ME	9	65.98(2.76)	18.90(2.87)	189.38(55.32)	356.33(45.65)	5.78(2.56)
I＊CM＊ME	12	57.98(6.88)	37.67(6.54)	77.54(2.98)	245.89(1 289.45)	6.34(13.64)
I＊CN＊CM＊ME	8	36.23(5.23)	12.42(3.13)	76.23(3.53)	587.34(48.23)	22.32(12.42)
O＊RT＊PY	12	131.76(2.21)	21.78(21.78)	207.78(67.21)	718.13(31.87)	27.32(10.45)

　　将上述数据导入 DEAP 软件,分别针对联合服务和单独服务情况进行效率计算,进而求出 O2O 社区医疗服务平台上待选医疗资源的范围经济等级,见表 6-6。表 6-6 中,"＋"表示两项服务由不同医疗资源单独提供,"＊"表示一个医疗资源并行提供两种或多种服务。

表 6-6　TNR 社区医疗服务平台待选医疗资源的范围经济系数

医疗资源编号	服务种类	对比项	范围经济实现程度
S₁	I＊CN＊CM	I＋CN＋CM	0.79
S₂	I＊CN＊CM	I＋CN＋CM	1.54
S₃	I＊ME	I＋ME	2.07
	I＊ME＊CN	I＋ME	1.57

医疗资源编号	服务种类	对比项	范围经济实现程度
S_4	I * ME	I+ME	4.76
	I * ME * CN	I+ME	2.43
S_5	I * CN * CM * ME	I+CN+CM+ME	1.41
S_6	O * PY	O+RT	1.41
S_7	O * RT	O+PY	3.45
S_8	O * PY	O+RT	1.12
	O * RT	O+PY	0.54
S_9	O * PY * RT	O+PY+RT	3.21
S_{10}	O * PY * RT	O+PY+RT	1.67

6.7.2　其他整合参数

表 6-7 给出了 TNR 社区医疗服务平台供应链资源整合优化中其他的参数,为了方便代入接下来的运算,仅展示归一化后的参数。

表 6-7　TNR 社区医疗服务平台待选医疗资源整合参数

医疗资源编号	服务种类	改造成本	服务成本	改造时间	管理成本
S_1	I * CN * CM	0.627	0.760	0.627	0.531
S_2	I * CN * CM	0.677	0.663	0.326	0.985
S_3	I * ME	0.592	0.526	0.261	0.703
	I * ME * CN	0.725	0.531	0.226	
S_4	I * ME	0.504	0.631	0.571	0.528
	I * ME * CN	0.602	0.877	0.454	
S_5	I * CN * CM * ME	0.732	0.840	0.735	0.971
S_6	O * PY	0.613	0.956	0.484	0.314
S_7	O * RT	0.783	0.982	0.415	0.493
S_8	O * PY	0.817	0.859	0.199	0.346
	O * RT	0.731	0.738	0.377	
S_9	O * PY * RT	0.798	0.974	0.831	0.808
S_{10}	O * PY * RT	0.750	0.743	0.501	0.681

医疗资源编号	服务种类	患者满意度		服务能力	平均协作能力
		改造前	改造后		
S_1	I * CN * CM	0.70	0.75	(11,32,54)	0.473
S_2	I * CN * CM	0.61	0.78	(40,65,80)	0.525
S_3	I * ME	0.79	0.81	(24,45,60)	0.776
	I * ME * CN	0.66	0.86	(20,38,57)	
S_4	I * ME	0.58	0.78	(12,35,50)	0.487
	I * ME * CN	0.67	0.76	(18,40,58)	
S_5	I * CN * CM * ME	0.43	0.63	(15,32,55)	0.507
S_6	O * PY	0.61	0.89	(16,28,48)	0.412
S_7	O * RT	0.63	0.83	(22,40,69)	0.693
S_8	O * PY	0.63	0.77	(25,40,75)	0.567
	O * RT	0.69	0.74	(18,55,74)	0.820
S_9	O * PY * RT	0.57	0.69	(35,45,71)	0.773
S_{10}	O * PY * RT	0.77	0.61	(30,62,89)	0.797

在本算例中,通过层次分析法对影响患者满意度的不同维度的权重进行分析得出,基础性需求维度、标准化需求维度和个性化需求维度的权重分别为 0.417、0.212、0.371。此外,由于本算例中涉及的医疗资源数量较多,医疗资源两两之间的协作关系不便于具体展示。本算例在整合运算的过程中随机生成一个规模为 10×10 的矩阵,并设定矩阵元素的取值范围为 $\{1,2,3,4,5\}$,通过从低到高的取值来表示医疗资源两两之间的协作能力。同时,设患者最低可接受满意度水平为 0.652,最低可接受协作水平为 0.480,模糊机会约束成立的置信水平为 82%。患者对四项服务的最大需求数量分别为 65、45、35、30。

6.7.3　计算结果

在针对 TNR 社区医疗服务平台进行供应链资源整合的过程中,作为经营主体的平台首先需要对优化目标的重要程度进行权衡,在本算例中,平台经营主体将权重系数设为 $\alpha=0.20$、$\beta=0.40$、$\gamma=0.40$,分别表示其对整合成本、患者满意度和供应链资源运作效率的重视程度。本算例采用 MATLAB 进行求解,经过多次试验,最终确定算法的参数为:种群规模 1 000,迭代次数 500,精英个体保留概率23.5％,交叉概率和变异概率根据式(4-15)和式(4-16)在运算过程中自适应调整。为了确保计算结果的准确性和可靠性,对算例重复计算了 30 次,标准差为 0.106,结果区间较为稳定,输出的最优解见表 6-8。

表 6-8　TNR 社区医疗服务平台供应链资源整合结果

整合结果	服务项目 1	服务项目 2	服务项目 3	服务项目 4
医疗资源	S_2	S_4	S_7	S_9
整合成本	2.325	1.663	2.258	2.580
患者多维满意度	0.78	0.78	0.83	0.69
供应链资源运作效率	1.54	4.76	3.45	3.21

如表 6-8 所示,针对服务项目 1,医疗资源 S_1、S_2、S_5 均具有提供"中医按摩推拿＋上门服务＋线上随诊"服务的潜力。但是在具体整合过程中,S_1 和 S_5 在改造中的效率低于 S_2,这说明医疗资源 S_2 相较于其他两个资源在权衡标准化服务和个性化服务的过程中更具优势;同时,S_2 在提供服务的过程中能以较低的成本实现满足患者需求的目标。因此,医疗资源 S_2 被选择为平台上的患者提供项目 1 的服务。针对服务项目 2,医疗资源 S_3、S_4、S_5 均具有提供"中医按摩推拿＋全面身体检查与大病筛查"服务的潜力。但是在具体整合过程中,医疗资源 S_4 在改造中实现范围经济的能力最强,且能以相对较低的服务成本实现较高的患者满意度,说明该资源能在标准化服务和个性化服务之间进行高效、灵活的权衡与转化,因此医疗资源 S_4 被选择为平台上的患者提供项目 2 的服务。针对服务项目 3 和服务项目 4,医疗资源 S_6～S_{10} 均具有提供"中医针灸＋康复训练＋慢性疾病长期理疗"服务的潜力,其中 S_9 和 S_{10} 的改造潜力可以覆盖该项定制化需求。在具体的整合过程中,在不考虑服务能力限制的前提下,S_9 是最符合平台和患者需求的医疗资源,不仅能覆盖该项定制化需求的全部内容,而且还能在整合成本、患者满意度和运作效率上取得优势。但是 S_9 的服务数量有限,不能同时满足服务项目 3 和服务项目 4 的患者需求。因此,上述五个资源中次优的资源 S_7 被选择与 S_9 协作提供服务。

6.7.4　敏感性分析

在混合社区服务模式下,由于O2O社区医疗服务平台通常面对患者需求和医疗资源服务能力的双重不确定性,导致其在不同时刻对不同优化目标的战略重视程度存在差异,这种差异反映在模型上就是对优化目标权重的动态调整。为了探究目标权重变化对目标函数值的影响,本小节基于计算机仿真的方法对原有数据集进行拓展,并设定四种权重分配场景,分别是场景 1($\{1/3,1/3,1/3\}$)、场景 2 ($\{1/2,1/4,1/4\}$)、场景 3($\{1/4,1/2,1/4\}$)、场景 4($\{1/4,1/4,1/2\}$),并比对不同场景下的各个优化目标的值,结果如图 6-4 所示。

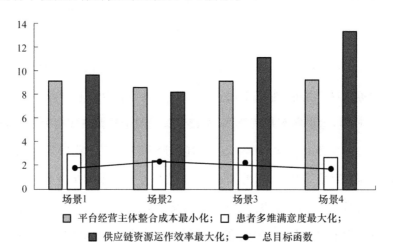

图 6-4　动态权重下目标函数值的变化(TNR 社区医疗服务平台)

由图 6-4 可知,从目标函数 Z 的变化来看,在场景 2($\{1/2,1/4,1/4\}$)的权重分配场景下,目标函数 Z 的最优值最大;在场景 4($\{1/4,1/4,1/2\}$)的情况下,目标函数 Z 的最优值最小,相差 35.39%,由此可以大致判断平台经营主体对不同目标的重视程度对目标函数有一定的影响。

更详细地,从各子目标函数的变化来看,在其他条件不变的情况下,增加一个子目标的权重,可以使整合结果在这一目标上有更好的表现。例如,从场景 1 ($\{1/3,1/3,1/3\}$)到场景 2($\{1/2,1/4,1/4\}$),平台经营主体整合成本最小化目标的权重从 1/3 增加到 1/2,其最优值下降了 4.46%。这说明,由于平台经营主体在三个目标中最为看重平台经营主体整合成本最小化,因此在既有医疗资源的范围内优先选择整合成本较低的医疗资源,导致平台经营主体整合成本最小化目标函数最优值下降。从场景 1($\{1/3,1/3,1/3\}$)到场景 3($\{1/4,1/2,1/4\}$),患者多维满意度最大化目标的权重从 1/3 增加到 1/2,其最优值出现了 16.50% 的增长。这说明,由于平台经营主体在三个目标中最为看重患者多维满意度最大化,因此优先选择能给患者带来更高服务质量的医疗资源。从场景 1($\{1/3,1/3,1/3\}$)到场景 4($\{1/4,1/4,1/2\}$),供应链资源运作效率最大化目标的权重从 1/3 增加到 1/2,其最优值出现了 37.78% 的增长。这说明由于平台增强了对供应链资源运作效率的重视程度,因此那些能在个性化服务和标准化服务之间取得高效均衡的医疗资源将被优先选择。

综上所述,可以看出不同的权重分配方案将对混合社区服务模式下 O2O 社区医疗服务平台的整合结果产生影响。O2O 社区医疗服务平台可以根据整合周期的具体情况,调整目标的权重,从而得到满意的供应链资源整合方案。以本算例为例,在四种权重分配场景下,权重变化给整合成本带来的影响最小,而患者满意度和供应链资源协作收益对于权重变化更为敏感,此时,平台经营主体可以适当地放松对成本的要求,将决策的重点放在如何提高患者满意度和医疗资源的运作效率上,在某些情况下,平台可以以较小的成本增长换取更高的患者满意度和更高的供应链协作效率。

本 章 小 结

本章针对混合社区服务模式下的 O2O 社区医疗服务平台供应链资源整合优化问题展开了探索。6.1 节针对混合社区中患者的需求特征展开了分析,指出了混合社区中患者需求的特征。在把握患者需求特征的基础之上,6.2 节探讨了患者需求的上述特征对于混合社区服务模式下 O2O 社区医疗服务平台供应链资源整合过程的影响。具体地,由于患者需求具有多层次、复杂性和动态性的特点,而平台上的医疗资源却不能无限地扩展,因此 O2O 社区医疗服务平台往往需要通过对部分现有的医疗资源进行适度合理的改造和升级来实现供需的平衡,即平台经营主体引导具有改造潜力的医疗资源对自身服务的内容和形式进行适度拓展,从而在满足患者的复杂需求和保证供应链运作效率之间维系动态平衡。为此,6.2节深入地探讨了混合社区服务模式下O2O社区医疗服务平台供应链资源整合中资源改造的基础条件和实现机理,并指出实现上述平衡有两个关键性的条件,一是供应链资源在改造后能够满足患者对医疗服务的要求,实现较高的患者满意度;二是参与改造的供应链资源需要具备较高的改造效率,实现范围经济促进资源共享。

显然,上述两个关键性条件对应着整合过程中的两个难点,一是确定符合何种基础条件的医疗资源适合被改造,二是医疗资源改造的具体机理如何刻画。6.3节和6.4节围绕上述两个难点展开了探索。其中,6.3节构建了混合社区服务模式下患者多维满意度量化模型,引入改进的模糊综合评价法和层次分析法对患者满意度进行综合量化。6.4节构建了基于数据包络分析法的供应链资源改造效率量化模型,通过量化资源改造中实现范围经济的程度来分析其改造效率。进而,为了在标准化服务与定制化服务之间的动态平衡中均衡多方主体的利益与诉求,设计了混合社区服务模式下的O2O社区医疗服务平台供应链资源整合优化目标,综合考虑了平台经营主体整合成本最小化、患者多维满意度最大化和供应链资源运作效率最大化目标。

在上述探索和分析的基础之上,6.5节构建了混合社区服务模式下的O2O社区医疗服务平台供应链资源整合优化模型,6.6节介绍了运用改进的遗传算法求解该模型的具体方法。为了验证上述模型和算法的有效性,6.7节以服务于某混合社区的O2O社区医疗服务平台作为算例进行了研究,结果证实了本章提出的模型和算法的有效性与可行性。

第7章 总结与展望

7.1 研究结论与启示

7.1.1 研究结论

2021年3月6日,习近平总书记在看望参加政协会议的医药卫生界、教育界委员时指出,人民健康是社会文明进步的基础,是民族昌盛和国家富强的重要标志。当前,如何合理配置医疗资源,构建分级诊疗体系已经成为我国医疗改革的重点任务。为了从根本上解决"看病贵、看病难"的问题,基层医疗服务组织面临提能增效的重任。与此同时,鼓励和促进社会办医的相关政策不断完善,增加了医疗卫生服务资源的供给,为基层医疗组织满足群众多层次、多元化的医疗服务需求提供了先决条件。在"互联网+医疗"的发展趋势下,以社区医院为代表的基层医疗卫生机构开始利用互联网和大数据技术整合医疗领域线上和线下的多种医疗资源,向社区居民提供便利的、差异化的护理和诊疗服务,O2O社区医疗服务平台逐渐兴起。然而,O2O社区医疗服务平台在具体运行的过程中存在因供应链资源选择不当和管控不善带来的运行效率低下、社区患者使用意愿偏低、服务口碑得不到提升等诸多问题,制约了O2O社区医疗服务平台重要作用的发挥。本书立足于这一实际问题,对 O2O 社区医疗服务平台现存问题展开研究,得到如下结论。

(1) O2O 社区医疗服务平台的供应链运作模式呈现新特征。不同于传统社区医疗机构,例如社区医院和社区诊所,O2O 社区医疗服务平台供应链的需求端、供给端以及供需双方的交互过程都在实际的运作中呈现出新特征。具体来说,从供应链的需求端来看,O2O 社区医疗服务平台中的患者需求具有多层次、差异化的特征,并且与医疗资源实时灵活交互,打破了以往被动接受医疗服务的模式。从供应链的供给端来看,O2O 社区医疗服务平台上的各类医疗资源供给来源更加广泛、种类更加丰富;而且医疗资源之间可以通过互联网和大数据等技术实现协作和融合。从供需双方的交互过程来看,O2O 社区医疗服务平台供应链上的供需双方可以通过平台实现全程深入交互,这种交互不仅体现在患者与医疗资源之间,还体现在医疗资源与平台和患者与平台的全程深入交互上。

(2) O2O 社区医疗服务平台供应链运作模式的新特征给供应链资源整合带来了新的挑战。首先,O2O 社区医疗服务平台在供应链资源整合过程中需要考虑多方主体利益的权衡,整合目标也随之变得多元化。其次,由于多方主体在整合过程中目标存在潜在的不一致性,具体表现为满足患者的差异化需求与提高 O2O 社区医疗服务平台整体运行效率之间的矛盾,因此,O2O 社区医疗服务平台在供应链资源整合过程中需要解决多组矛盾,从而实现满足患者的差异化需求和提高整体供应链运作效率之间的平衡。最后,O2O 社区医疗服务平台供应链的需求方呈现多层次、差异化的特征,虽然供给方来源和种类多样,但是由于 O2O 模式广延性和分散性的特点,医疗资源的供给仍存在不稳定性。上述特征使得 O2O 社区医疗服务平台的供应链资源整合过程呈现较强的复杂性、动态性与不确定性。

(3) 服务对象和服务情景的差异性会对 O2O 社区医疗服务平台的运作产生重要影响。不同社区的不同需求特征以及医疗资源配置状况决定了服务于不同社区的 O2O 医疗服务平台在运作中面临的问题具有一定的特殊性,本书根据不同社区服务对象的差异,选取了 O2O 社区医疗服务平台的三类典型服务模式,分别为普通社区服务模式、特殊社区服务模式和混合社区服务模式,并对这三类服务模式进行了有针对性的研究。在不同的服务模式下,O2O 社区医疗服务平台在供应链资源整合中面临的核心问题有所不同。在普通社区服务模式下,O2O 社区医疗服务平台在供应链资源整合过程中面临的核心问题在于解决满足患者种类多样的标准化需求和实现规模效应之间的矛盾。在特殊社区服务模式下,O2O 社区医疗服务平台在供应链资源整合过程中面临的核心问题在于解决满足患者个性化需求与提高服务可靠性之间的矛盾。在混合社区服务模式下,O2O 社区医疗服务平台在供应链资源整合过程中面临的核心问题在于满足患者多层次、动态性服务需求与实现范围经济之间的矛盾。

(4) 根据不同服务模式下的患者需求偏好特征对 O2O 社区医疗服务平台进行供应链资源整合优化是缓和 O2O 社区医疗服务平台运作中的多主体矛盾和解决 O2O 社区医疗服务平台长期发展中的瓶颈问题的关键。

在普通社区服务模式下,根据患者对种类多样的标准化医疗服务的需求偏好特征设计 O2O 社区医疗服务平台的供应链资源整合优化策略是解决 O2O 社区医疗服务平台满足患者种类多样的标准化需求与实现规模效应这一矛盾的关键所在。在普通社区服务模式下,患者需求以标准化医疗服务为主。由于普通社区中患者对服务种类的多样性有一定的要求,但是对其中一些小众的、非常规服务的需求频率较低,这就引发了 O2O 社区医疗服务平台满足患者种类多样的标准化需求和实现规模效应之间的矛盾,进而导致运作成本与整体收益不匹配的现象,影响平台的长远发展。本书首先对普通社区服务模式下患者的需求偏好特征进行了深入分析,挖掘了影响患者满意度的各个维度,并构建了普通社区患者多维满意度量化模型,从而更好地选择优质医疗资源为患者提供服务以提高其满意度;其次,分析了上述患者需求特征下医疗资源实现规模效应的途径,并对医疗服务活动中的规模效应进行了量化分析,从而更好地控制成本并提高资源利用效率。在此基础上,本书构建了普通社区服务模式下的 O2O 社区医疗服务平台供应链资源整合优化模型,综合考虑了考虑规模效应的整合成本最小化目标、患者满意度最大化目标和医疗资源服务覆盖范围最大化目标。

在特殊社区服务模式下,根据患者的个性化服务需求偏好特征设计 O2O 社区医疗服务平台的供应链资源整合优化策略是解决 O2O 社区医疗服务平台满足患者个性化需求与提高服务可靠性这一矛盾的关键所在。在特殊社区服务模式下,患者对医疗服务的需求具有个性化的特征,并且希望得到其信任、满意的医疗资源提供多周期的服务。由于患者需求的个性化程度较高,且具有较高的不确定性,平台可能在一定的时间和地点的约束下难以找到完全符合患者需求的医疗资源,因此,特殊社区服务模式下,O2O社区医疗服务平台在运作中通常面临满足患者个性化需求与提高服务可靠性之间的矛盾。为此,本书对特殊社区服务模式下患者的需求偏好特征进行了分析,指出了患者需求的多周期特征和突发性、不确定性特征对于O2O社区医疗服务平台供应链资源整合过程的影响:首先,由于特殊社区中患者的需求通常具有多周期性特征,因此患者对于前序周期医疗服务的满意度会潜移默化地影响其在后续周期中对该医疗资源的评价,且患者满意度跨周期传递的特征还会显著影响医疗资源在多周期整合中的权重。其次,由于特殊社区中患者需求的个性化程度较高,且具有一定的突发性和不确定性特征,因此容易出现因医疗资源供给不及时和无法满足患者需求导致的服务中断现象。本书根据特殊社区中患者的上述需求特征提出供应链资源整合优化策略:针对患者需求的多周期性特征,构建了特殊社区服务模式下的患者多维满意度量化模型,并刻画了患者满意度跨周期传递机理以及这种跨周期传递性特征对于医疗资源整合权重的影响;针对患者需求的突发性和不确定性特征,将服务系统可靠性优化思路引入特殊社区服务模式下O2O社区医疗服务平台供应链资源整合过程,提出了基于医疗资源聚类的相互救援策略来提高医疗资源供给的稳定性。在此基础上,本书构建了特殊社区服务模式下的O2O社区医疗服务平台供应链资源整合优化模型,综合考虑了平台经营主体整合成本最小化目标、患者满意度最大化目标和医疗资源协作收益最大化目标。

在混合社区服务模式下,根据患者的多层次、动态性服务需求偏好特征设计O2O社区医疗服务平台的供应链资源整合优化策略是解决O2O社区医疗服务平台满足患者多层次、动态性需求与实现范围经济这一矛盾的关键所在。在包含多个年龄段、多种健康情况人口的混合社区中,患者的个性化需求和标准化需求混合,长期治疗需求和短周期治疗需求交织,而且呈现动态变化的特征。考虑到混合社区中的患者需求具有复杂性、多层次性和动态性的特征,而平台上的各类医疗资源不能无限制地拓展,为了更加灵活地满足患者的需求,O2O社区医疗服务平台在运行中需要动态调整平台上的标准化服务和定制化服务的比例,这就需要供应链资源具有实现范围经济的潜力。因此,在混合社区服务模式下,O2O社区医疗服务平台在运作中通常面临着满足患者多层次、动态性需求与实现范围经济之间的矛盾。本书对混合社区服务模式下患者的需求特征进行了分析,指出了患者需求特征对于 O2O 社区医疗服务平台供应链资源整合的影响,即 O2O 社区医疗服务平台的经营主体往往需要通过对部分现有资源进行适度合理的改造和升级来实现供需的平衡,而改造的效果则往往取决于患者是否满意以及改造中范围经济的实现程度。因此,本书一方面在分析混合社区中患者需求偏好特征的基础上构建了患者多维满意度量化模型来综合评估患者对医疗资源改造前后的满意度;另一方面,构建了基于数据包络分析法的范围经济量化模型,对各类医疗资源的改造效率进行刻画。在此基础上,本书构建了面向混合社区的 O2O 社区医疗服务平台供应链资源整合优化模型,综合考虑了平台经营主体整合成本最小化目标、患者满意度最大化目标和供应链资源运作效率最大化目标。

7.1.2 研究建议

一是对 O2O 社区医疗服务平台的监管部门的政策建议。我国目前存在,并且在未来较长一段时间都将存在的医疗资源供给不足问题仍然是限制基层医疗卫生服务发展和完善的重要因素。为了促进医疗资源的共享,解决医疗资源地区分布不均衡的现状,O2O 社区医疗服务平台模式的推广是很有必要的。在推广 O2O 社区医疗服务平台模式的过程中,作为 O2O 社区医疗服务平台的主要监管者,有关部门需要加强对医疗资源的整体管控能力,尽快落实相关制度框架设计和服务标准,例如设立涵盖医疗健康信息的全生命周期数据链,形成数据完备的电子健康档案数据库、电子病历数据库和全员人口数据库;制定患者信息安全利用和隐私保护等方面的保护条款;进一步完善和规范医生多点执业、分级诊疗等政策。同时,有关部门需要转变思维观念,促进"互联网+医疗"这一顶层设计的落地,建立长效政策保障与协同机制,鼓励和引导医疗机构、医护人员、患者和第三方机构参与 O2O 医疗服务,保证线上医疗质量、医疗安全和信息安全,以及实现线上、线下服务的对接和联通。

二是对各类社会医疗资源的建议。未来各类社会医疗资源参与基层医疗服务是大势所趋,国家卫生健康委员会指出,社会医疗资源与公立医疗体系的结合有以下三个方向:①康复、护理、医养结合的相关服务;②儿科、精神科、妇产科、眼科、医疗美容等专业领域服务;③医学检验、血液透析、医学影像等相关服务。然而,目前各类社会医疗资源通常存在专业性水平参差不齐、服务成本过高以及资金流稳定性差等影响服务口碑和长远发展的问题，导致群众对社会医疗资源不够信任甚至产生严重反感。为了更好地参与到我国未来医疗改革的实践之中，各类社会医疗资源一方面要积极提高自身的服务专业性水平以及从业人员的道德感和使命感；另一方面需要瞄准当前基层医疗稀缺的服务，培养专业人才，力争成为公立医疗体系的有益补充。

7.2 创 新 点

本书的创新点主要集中于如下五个方面。

第一，本书通过对 O2O 社区医疗服务平台供应链运作特征和相关理论进行分析，提出了针对 O2O 社区医疗服务平台供应链资源整合的基本框架。本书根据 O2O 社区医疗服务平台的应用情景和服务对象的差异，选取了 O2O 社区医疗服务平台的三类典型服务模式，即普通社区服务模式、特殊社区服务模式和混合社区服务模式，分别针对这三类服务模式下的 O2O 社区医疗服务平台供应链资源整合优化中的不同运行特征、不同关键问题以及问题的解决方案展开讨论，构建了 O2O 社区医疗服务平台供应链资源整合的相关理论框架和方法体系。

第二，针对不同社区应用场景的服务模式，本书将范围经济理论和规模经济理论引入 O2O 社区医疗服务平台供应链资源整合中不同主体之间利益均衡和矛盾处理的过程之中，并构建模型对其进行了量化分析。在 O2O 社区医疗服务平台的实际运作过程中，由于供应链上不同的主体有着不同的诉求和目标，因此在运作过程中不可避免地会出现各类矛盾，例如 O2O 社区医疗服务平台控制运作成本与提高患者就医满意度之间的矛盾；供应链中的医疗资源追求运作效率提高与患者追求多样化、定制化医疗服务之间的矛盾等。为了缓解不同主体之间的固有矛盾，本书将范围经济理论和规模经济理论引入供应链资源整合优化过程，针对性地提出了解决方案。例如，在普通社区服务模式下的 O2O 社区医疗服务平台的供应链资源整合优化过程中，满足患者多样化需求的同时降低供应链服务成本是平台经营主体追求的目标，通过实现规模效应可以有效地控制服务成本，缓解成本与收益不匹配的情况;而在混合社区服务模式下的 O2O 社区医疗服务平台的供应链资源整合优化过程中,利用有限的医疗资源满足患者结构复杂且动态变化的需求是平台经营主体面临的核心挑战,范围经济的实现可以帮助平台供应链资源在标准化服务和个性化服务之间实现灵活动态的转换,在满足患者需求的同时提高资源利用效率。

第三,在解决特殊社区服务模式下的 O2O 社区医疗服务平台中医疗资源供给不稳定的问题时,本书引入了服务系统的可靠性理论,并提出了基于医疗资源聚类的相互救援策略。该策略强调将救援半径之内具有相同或相似禀赋且地理位置相近的医疗资源聚类为资源共享区域,同一个资源共享区域中的医疗资源可以在外部环境允许的情况下相互救援。这种方式可以最大限度地利用已有资源,在不扩充 O2O 社区医疗服务平台服务容量的前提下,增加服务系统的冗余从而提高服务供给的稳定性。

第四,本书将不同社区医疗服务模式下的患者需求偏好特征与 O2O 社区医疗服务平台供应链资源整合优化过程相结合,拓展了传统医疗服务模式下供应链资源整合的理论边界和应用边界。在不同的社区应用场景下,患者需求偏好特征会对供应链资源整合的决策优化过程产生深刻影响。本书以不同社区服务模式下的患者需求偏好特征为基础,提出了针对不同社区服务模式的 O2O 社区医疗服务平台的供应链资源整合优化的理论框架和具体方法。

第五,本书将不同社区医疗服务模式下患者满意度的刻画与医疗服务的过程与阶段紧密结合,进一步体现了 O2O 社区医疗服务模式和其所对应供应链的运作特点。从患者接受 O2O 医疗服务平台服务的全过程入手,深入挖掘了影响患者满意度的各个维度,探究了其影响关系并进行了关系的量化,体现了 O2O 社区医疗服务平台医患双方全过程深入交互的特点。

7.3　研究不足与展望

本书探讨了 O2O 社区医疗服务平台供应链资源整合优化问题,存在如下不足和未来研究的展望。

第一,针对不同社区医疗服务模式下的 O2O 社区医疗服务平台供应链资源整合优化,本书使用了改进的遗传算法结合先验法确定权重对各优化模型进行求解。上述方法能在较短时间内求得最优解,而且使用先验法确定权重可以避免决策者在多个方案中左右权衡带来的潜在暗箱操作和失格行为,具有一定的合理性、可行性和可操作性,但是整合结果对于权重的设定十分敏感。由于篇幅限制,本书并未讨论书中的改进遗传算法与其他启发式算法(例如 NSGA-Ⅱ)在实际求解效率上的差异。在接下来的研究中,需要对不同算法的效率进行深入对比,针对不同问题进一步对求解算法进行改进。

第二,本书的侧重点之一是探讨 O2O 社区医疗服务平台模式下供给方、需求方以及平台经营主体三方之间的平衡和协同关系,因此在针对不同服务模式下的患者需求特征进行患者满意度量化模型的构建时,更多是从供需主体的角度出发进行考虑的。在刻画患者满意度时暂时没有考虑他人评价对患者满意度的影响。在现实的 O2O 社区医疗服务平台运行中,由于患者可以通过线上和线下获取他人对医疗服务的评价和推荐信息,这些信息会对患者的满意度评价及其对医疗服务的选择行为产生一定的影响。例如,当某位患者的病友对某医疗资源评价较高并极力推荐时,患者更容易对该资源产生好感,并倾向于选择该资源接受服务;而当病友对某医疗资源评价较差时,患者则容易对该资源产生负面情绪。后续研究应考虑如何把他人评价对患者满意度不同维度的影响纳入患者满意度的量化模型之中,同时将该影响关系融入到本书所提出的资源改造的机理之中,进一步增强本书研究内容的全面性和系统性。

第三,为了充分利用有限的医疗资源来满足复杂动态的患者需求,本书提出可以通过对符合条件的医疗资源进行适当改造从而实现拓展医疗服务、维持供需平衡的目的。在本书的研究中,作者是以单一的医疗资源改造为例来进行分析的,仅考虑了单个医疗资源针对患者个性化需求进行改造的情况。在现实中,每次改造的资源数量和种类都是可以有差异的。今后的研究可以根据不同的问题有针对性地探讨不同类型的资源改造情况,并进一步研究多个资源协同改造之间的内在关系及其量化方法,从而搭建更为全面的 O2O 社区医疗服务平台模式下的供应链资源整合优化逻辑。

总之,O2O 社区医疗服务平台模式下的供应链资源整合优化问题是属于当前数字经济研究领域的一个前沿课题,随着数字经济的不断发展,其在不同场景下的应用问题会越来越多,需要我们不断地研究和探索。

参 考 文 献

鲍琪琪，唐金海，2020."互联网＋"背景下门诊流程对比与患者满意度分析[J]. 南京医科大学学报（社会科学版），20(4)：360-364.

毕东军，冯静，施欢欢，等，2021."互联网＋护理服务"在落实分级诊疗中的实践与探讨[J]. 中国护理管理，21(1)：8-11.

蔡佳慧，宗文红，2015. 我国医疗 O2O 模式的应用分析[J]. 中国卫生信息管理杂志，12(4)：346-349＋358.

蔡耀婷，方荣华，2021. 骨质疏松症患者医院-社区-家庭一体化管理路径探究及对基层医疗的启示[J]. 中国全科医学，24(15)：1938-1942.

蔡湛宇，2002. 综合医院门诊病人满意度量表的研制[D]. 广东：第一军医大学.

曹博林，2021. 互联网医疗：线上医患交流模式、效果及影响机制[J]. 深圳大学学报（人文社会科学版），38(1)：119-130.

曹仙叶，刘嘉琪，2021. 基于服务多样性视角的在线医疗社区患者选择决策行为[J]. 系统管理学报，30(1)：76-87.

陈刚，付江月，2021. 灾后不确定需求下应急医疗移动医院鲁棒选址问题研究[J]. 中国管理科学，29(9)：213-223.

陈林，王婧，2021. 四川省基层"互联网＋"医疗卫生服务现状和模式优化研究[J]. 决策咨询，04：54-58.

陈平雁，Chit-Ming Wong，区燕萍，等，1999. 综合医院住院病人满意度量表研制初报[J]. 中国医院管理，02：15-18.

陈希，孙欢，梁海明，2019. 差异化需求下考虑患者预约行为的医疗服务供需匹配方法[J]. 运筹与管理，28(2)：90-97.

陈希，王娟，2018. 智能平台下考虑主体心理行为的医疗服务供需匹配方法[J]. 运筹与管理，27(10)：125-132.

沓钰淇，傅虹桥，2021. 网络口碑对患者就医选择的影响——基于在线医生评论的实证研究[J]. 管理评论，33(11)：185-198.

董志勇，赵晨晓，2020. "新医改"十年：我国医疗卫生事业发展成就、困境与路径选择[J]. 改革，09：149-159.

高宇璇，杜跃平，孙秉珍，等，2019. 考虑患者个性化需求的医疗服务匹配决策方法[J]. 运筹与管理，28(4)：17-25.

葛延风，王列军，冯文猛，等，2020. 我国健康老龄化的挑战与策略选择[J]. 管理世界，36(4)：86-96.

龚日朝，刘俞希，潘芬萍，2020. 带权重约束的 DEA 超效率评价模型及其应用研究[J]. 中国管理科学，28(4)：164-173.

巩敦卫，陈健，孙晓燕，2013. 新的基于相似度估计个体适应值的交互式遗传算法[J]. 控制理论与应用，30(5)：558-566.

郭熙铜，张晓飞，刘笑笑，等，2017. 数据驱动的电子健康服务管理研究：挑战与展望[J]. 管理科学，30(1)：3-14.

侯佳音，钟臻，何萍，2020. 基于互联网 O2O 模式的区域便民服务平台的设计与探索[J]. 中国数字医学，15(11)：80-83.

胡卉，唐子淇，刘富鑫，等，2023. 疫情下医用防护物资"无接触"配送优化 [J]. 中国管理科学，31 (5)：152-163.

纪磊，刘智勇，袁玉堂，等，2018. 互联网医院发展态势分析与对策研究——乌镇互联网医院剖析[J]. 中国卫生信息管理杂志，15(1)：105-110.

纪颖，严梦凡，刘臣，2023. 新冠肺炎疫情下应急医疗点的选址鲁棒配置研究 [J]. 安全与环境学报，23 (1)：193-204.

江积海，王烽权，2017. O2O 商业模式的创新路径及其演进机理——品胜公司平台化转型案例研究[J]. 管理评论，29(9)：249-261.

姜劲，白闪闪，王云婷，等，2020. 线上和线下医疗服务质量对患者线下就医决策的影响[J].管理科学,33(1):46-53.

蒋骏,李志光,张雪静,等,2021."互联网+医疗"与分级诊疗制度建设探讨[J].
医学与哲学,42(19):70-73.

康之国,2019."互联网+"时代社区公共服务供给模式创新研究[J].天津行政学
院学报,21(6):60-67.

李超,周焕,万军,等,2021.移动医疗环境下患者感知价值、满意度与行为意向
的关系研究[J].中国卫生事业管理,38(5):334-338.

李国鑫,李一军,陈易思,2010.虚拟社区成员线下互动对线上知识贡献的影响
[J].科学学研究,28(9):1388-1394.

李民,锁立赛,姚建明,2019.基于多阶段模糊规模效应量化的TMC模式下供应
链调度优化研究[J].运筹与管理,28(8):59-68.

李少芳,杨德仁,2016.一种基于"'互联网+'的O2O"医疗模式[J].卫生软科
学,30(5):258-260.

李旭光,李珊珊,刘一凡,等,2021.综合型社交平台上的在线医疗健康社区中知
识互动和情感交互的关系研究[J].情报理论与实践,44(8):103-111.

梁艺琼,张媛,2016.O2O智慧社区平台用户满意度实证研究——以北京市丰台
区方庄社区为例[J].中国管理科学,24(S1):271-275.

刘畅,姚建明,2021.高铁场景下的无人零售终端补货供应链调度优化研究[J].
运筹与管理,30(7):9-15.

刘方斌,于京杰,干振华,等,2016.基于O2O模式医院就诊流程改造探讨[J].
中国数字医学,11(6):26-27+97.

刘杰,2021.直播电商视角下农产品供应链整合的逻辑、现实问题及对策建议[J].
商业经济研究,24:150-153.

刘馨蔚,2015.互联网三巨头发力移动医疗[J].中国对外贸易,04:58-59.

刘洋,韩明友,2019.基于互联网技术构建"医疗-养老-保险"一体化智慧社区养老
模式[J].劳动保障世界,05:22.

罗晓光,于立,2007.顾客满意与顾客购后行为的关系研究[J].管理世界,06:
166-167.

倪丽,刘利,2021.基于顾客满意理论的医院管理在改善患者就医体验及满意度

中的应用研究[J]. 中国医药导报，18(7)：157-160.

彭芬，2020. 探讨"互联网＋医疗"模式在糖尿病医院-社区-家庭管理模式中的应用效果[J]. 临床医药文献电子杂志，7(16)：71-72.

彭建仿，胡霞，2021. 农业社会化服务供应链构建：管理框架与组织模式[J]. 华南农业大学学报(社会科学版)，20(4)：24-32.

秦小林，罗刚，李文博，等，2021. 集群智能算法综述[J]. 无人系统技术，4(3)：1-10.

全国首家云医院 足不出户看云医——宁波市卫生计生委[J]. 宁波通讯，2015(24)：2-3.

任晓波，2013. 基层医疗设备协议供货集中采购的实践与体会[J]. 中国卫生经济，32(1)：86-87.

尚正阳，顾寄南，唐仕喜，等，2021. 针对几种元启发式算法的应用性能对比研究[J]. 机械设计与制造，04：34-38.

苏强，陆书翔，2022. 多阶段应急医疗物资动态分配优化模型与算法[J]. 工业工程与管理，27(4)：50-57.

苏小游，戴慧芳，张帆，等，2018."互联网＋医疗"在糖尿病医院-社区-家庭管理模式中的应用研究[J]. 医院管理论坛，35(4)：74-77.

孙俊菲，陈敏，2016. 基于云平台的 O2O 医疗信息服务体系研究[J]. 中国医院管理，36(6)：49-51.

锁立赛，姚建明，周佳辉，2021. 基于顾客需求偏好的面向无人零售终端的供应链资源整合优化研究[J]. 中国管理科学，29(10)：84-95.

锁立赛，姚建明，周佳辉，2021. 引入整合风险的服务集成商模式农村末端物流资源整合[J]. 运筹与管理，30(2)：61-67.

覃艳华，曹细玉，陈本松，2015. 努力弹性系数与成本同时扰动的闭环供应链协调应对研究[J]. 中国管理科学，23(5)：41-47.

汤佳，王长青，徐道亮，等，2020. 基于服务供应链理论的缩短平均住院日管理探索[J]. 中国医院管理，40(2)：59-61.

万孟然，叶春明，董君，等，2021. 考虑备灾的双层规划应急资源调度选址—路径优化模型与算法[J]. 计算机应用研究，38(10)：2961-2967.

王崇，陈大峰，2019. O2O 模式下消费者购买决策影响因素社群关系研究[J]. 中国管理科学，27(1)：110-119.

王会笑，杨明莹，陈奖国，等，2021. "互联网＋医联体"背景下护理同质化管理研究进展[J]. 护理实践与研究，18(19)：2884-2888.

王俊，王雪瑶，2021. 中国整合型医疗卫生服务体系研究：政策演变与理论机制[J]. 公共管理学报，18(3)：152-167,176.

王墨竹，姚建明，2019. 基于顾客多维满意度刻画的无人零售终端配置优化研究[J]. 管理学报，16(1)：133-141.

王墨竹，姚建明，2020. 基于效率与公平的乡村电商平台供应链资源整合决策[J]. 管理现代化，40(1)：97-100.

王墨竹，姚建明，2022. 基于多阶段信任关系传递的 O2O 社区医疗平台资源整合优化[J]. 管理现代化，01：71-80.

王若佳，张璐，王继民，2019. 基于扎根理论的在线问诊用户满意度影响因素研究[J]. 情报理论与实践，42(10)：117-123.

王淑云，孙泽生，2021. 分级诊疗改革对患者满意度和诊疗选择行为的影响[J]. 管理工程学报，35(6)：115-127.

王喆，邵鸿远，丛子皓，等，2022. 考虑供应商聚类的应急医疗物资协同配送仿真[J]. 系统仿真学报，34 (10)：2303-2311.

魏洁，郑迎迎，刘畅，等，2023. 政府补贴下应急医疗物资政企协议储备决策研究[J]. 中国管理科学，31 (11)：1-11.

吴江，侯绍新，靳萌萌，等，2017a. 基于 LDA 模型特征选择的在线医疗社区文本分类及用户聚类研究[J]. 情报学报，36(11)：1183-1191.

吴江，李姗姗，周露莎，等，2017b. 基于随机行动者模型的在线医疗社区用户关系网络动态演化研究[J]. 情报学报，36(2)：213-220.

吴江，施立，2017. 基于社会网络分析的在线医疗社区用户交互行为研究[J]. 情报科学，35(7)：120-125.

吴腾宇，陈嘉俊，蹇洁，等，2018. O2O 模式下的配送车辆实时取送货路径选择问题[J]. 系统工程理论与实践，38(11)：2885-2891.

武海波，梁锦峰，2021. 健康中国背景下的整合型医疗服务研究概述[J]. 卫生软科学，35(11)：73-77.

伍琳，陈永法，2022. 医保支付激励整合医疗服务的逻辑与实现路径[J]. 卫生经
　　济研究，39(1)：31-35,39

席海涛，聂文博，李闰臣，等，2021. 在线健康社区用户交互的研究现状与进展
　　[J]. 情报科学，39(4)：186-193.

熊回香，李晓敏，李建玲，2020. 基于医患交互数据的在线医生推荐研究[J]. 情
　　报理论与实践，43(8)：159-166.

熊晶晶，黄云云，王维帅，等，2021. 基于服务蓝图理论的移动 O2O 门诊医疗服
　　务流程研究[J]. 中国医院管理，41(2)：65-69.

许兴龙，周绿林，陈羲.“互联网＋”背景下医疗服务体系整合研究[J]. 中国卫生
　　事业管理，2018，35(2)：105-108.

晏梦灵，张佳源，2019. 医生的信息-情感交互模式对移动问诊服务满意度的影
　　响——基于“激励-保健”理论的分析[J]. 中国管理科学，27(9)：108-118.

杨观富，蔡延光，2021. 解决车辆路径问题及其变体的混合粒子群算法综述[J].
　　自动化与信息工程，42(2)：7-13.

杨化龙，鞠晓峰，2017. 社会支持与个人目标对健康状况的影响[J]. 管理科学，
　　30(1)：53-61.

杨静文，董建平，宋丽萍，等，2020. 区域医疗联合体高血压管理平台在社区的实
　　践探索[J]. 中国老年保健医学，18(4)：17-20.

杨扬，姚建明，2020. 基于服务模式便利深度刻画的养老服务平台资源整合优化
　　[J]. 管理学报，17(5)：725-733.

杨勇，姬晓波，毕玉田，2016. O2O 医疗的发展及对医院影响的探究[J]. 重庆医
　　学，45(15)：2145-2146.

姚建明，2011a. 4PL 模式下供应链资源整合的收益与风险决策[J]. 系统管理学
　　报，20(2)：180-187.

姚建明，2011b. 引入整合风险的 4PL 模式下供应链资源整合优化[J]. 管理学报，
　　8(8)：1221-1229.

姚建明，2014. 战略供应链管理[M]. 北京：中国人民大学出版社.

姚建明，2015a. 基于服务能力均衡的网购供应链资源整合决策[J]. 中国管理科

学,23(10):88-97.

姚建明,2015b. 基于多阶段差别规模效应的 SMC 供应链调度优化[J]. 管理学报,12(1):126-133.

姚建明,2016. 4PL 模式下网购供应链资源整合决策[J]. 系统管理学报,25(2):308-316,325.

叶江峰,姜雪,井淇,等,2019. 整合型医疗服务模式的国际比较及其启示[J]. 管理评论,31(6):199-212.

易文桃,谭春桥,冯中伟,2023. 基于制造商 O2O 模式选择的 O2O 供应链定价与网上交货期决策[J]. 中国管理科学,31(1):142-157.

殷聪,张李义,2018. 基于 TF-IDF 的情境后过滤推荐算法研究——以餐饮业 O2O 为例[J]. 数据分析与知识发现,2(11):28-36.

张超,2005. 综合医院急诊病人满意度量表的研制[D]. 广东:第一军医大学.

章佳倩,屠适,陈甜甜,等,2017. O2O 模式下未来就诊新趋势——云医院模式的探索研究[J]. 无线互联科技,16:144-145.

赵建有,韩万里,郑文捷,等,2020. 重大突发公共卫生事件下城市应急医疗物资配送[J]. 交通运输工程学报,20(3):168-177.

赵益维,陈菊红,冯庆华,等,2013. 服务型制造网络资源整合决策优化模型[J]. 运筹与管理,22(4):77-84.

周军杰,左美云,2012. 线上线下互动、群体分化与知识共享的关系研究——基于虚拟社区的实证分析[J]. 中国管理科学,20(6):185-192.

周军杰,2015. 虚拟社区内不同群体的知识贡献行为:一项对比研究[J]. 管理评论,27(2):55-66,110.

周莉,吴琴琴,廖邦华,等,2019. 互联网医院运行现状与发展思路[J]. 中国医院管理,39(11):58-60.

朱莉,曹杰,顾珺,等,2020. 考虑异质性行为的灾后应急物资动态调度优化[J]. 中国管理科学,28(12):151-161.

ABDELLAH F G, LEVINE E, 1957. Developing a measure of patient and personnel satisfaction with nursing care[J]. Nursing Research, 5(3):100-108.

ABEDIN B, MILNE D, ERFANI E, 2020. Attraction, selection, and attrition in online health communities: Initial conversations and their association with subsequent activity levels[J]. International Journal of Medical Informatics, 141: 104216.

ABRAMOWITZ S, COTÉ A A, BERRY E, 1987. Analyzing patient satisfaction: A multianalytic approach[J]. QRB-Quality Review Bulletin, 13 (4): 122-130.

ADAMS F G, RICHEY JR R G, AUTRY C W, et al, 2014. Supply chain collaboration, integration, and relational technology: How complex operant resources increase performance outcomes[J]. Journal of Business Logistics, 35 (4): 299-317.

ALDERFER C P, 1969. An empirical test of a new theory of human needs[J]. Organizational Behavior and Human Performance, 4(2): 142-175.

AMIN M, NASHARUDDIN S Z, 2013. Hospital service quality and its effects on patient satisfaction and behavioural intention[J]. Clinical Governance: An International Journal, 18(3): 238-254.

ARMISTEAD C, MAPES J, 1993. The impact of supply chain integration on operating performance[J]. Logistics Information Management, 6(4): 9-14.

ARROW K J, 1975. Vertical integration and communication [J]. The Bell Journal of Economics: 173-183.

ASNAWI A, AWANG Z, AFTHANORHAN A, et al, 2019. The influence of hospital image and service quality on patients' satisfaction and loyalty[J]. Management Science Letters, 9(6): 911-920.

BANSAL G, GEFEN D, 2010. The impact of personal dispositions on information sensitivity, privacy concern and trust in disclosing health information online[J]. Decision Support Systems, 49(2): 138-150.

BARNEY J B, HANSEN M H, 1994. Trustworthiness as a source of competitive advantage[J]. Strategic Management Journal, 15(S1): 175-190.

BARR J K, GIANNOTTI T E, SOFAER S, et al, 2006. Using public reports of patient satisfaction for hospital quality improvement [J]. Health Services

Research，41(3p1)：663-682.

BATBAATAR E, DORJDAGVA J, LUVSANNYAM A, et al, 2017. Determinants of patient satisfaction：A systematic review[J]. Perspectives in Public Health，137(2)：89-101.

BEAR M, BOWERS C, 1998. Using a nursing framework to measure client satisfaction at a nurse-managed clinic[J]. Public Health Nursing，15(1)：50-59.

BÉLANGER V, RUIZ A, SORIANO P, 2019. Recent optimization models and trends in location, relocation, and dispatching of emergency medical vehicles [J]. European Journal of Operational Research，272(1)：1-23.

BERGMAN R, 1983. Understanding the patient in all his human needs[J]. Journal of Advanced Nursing，8(3)：185-190.

BIRANT D, KUT A, 2007. ST-DBSCAN：An algorithm for clustering spatial-temporal data[J]. Data & Knowledge Engineering，60(1)：208-221.

BOTTASSO A, CONTI M, VANNONI D, 2019. Scale and (quasi) scope economies in airport technology：An application to UK airports [J]. Transportation Research Part A：Policy and Practice，125：150-164.

BOYER L, FRANCOIS P, DOUTRE E, et al, 2006. Perception and use of the results of patient satisfaction surveys by care providers in a French teaching hospital[J]. International Journal for Quality in Health Care，18(5)：359-364.

BRODY D S, MILLER S M, LERMAN C E, et al, 1989. The relationship between patients′ satisfaction with their physicians and perceptions about interventions they desired and received[J]. Medical Care，1027-1035.

BROWN E C, SUMICHRAST R T, 2005. Evaluating performance advantages of grouping genetic algorithms [J]. Engineering Applications of Artificial Intelligence，18(1)：1-12.

CARDOZO R. N, 1965. An experimental study of customer effort, expectation, and satisfaction[J]. Journal of Marketing Research，2(3)：244-249.

CARLSON E T, 1957. The direction of human development：Biological and social bases[J]. American Journal of Psychiatry, 114(4): 383-384.

CARTWRIGHT A, 1967. Patients and their doctors: A study of general practice [M]. London: Routledge & Kegan Paul Publishers.

CARUANA A, 2002. Service loyalty: The effects of service quality and the mediating role of customer satisfaction[J]. European Journal of Marketing, 36 (7/8): 811-828.

CHANG C W, TSENG T H, Woodside A G, 2013. Configural algorithms of patient satisfaction, participation in diagnostics, and treatment decisions' influences on hospital loyalty[J]. Journal of Services Marketing, 27 (2): 91-103.

CHANG Y W, HSU P Y, YANG Q M, 2018. Integration of online and offline channels: A view of O2O commerce[J]. Internet Research, 28(4): 926-945.

CHARNES A, COOPER W W, RHODES E, 1978. Measuring the efficiency of decision-making units [J]. European Journal of Operational Research, 2: 429-444.

CHARNES A, COOPER W W, 1984. The non-Archimedean CCR ratio for efficiency analysis: A rejoinder to Boyd and Färe[J]. European Journal of Operational Research, 15: 333-334.

CHEN H, DAUGHERTY P J, LANDRY T D, 2009. Supply chain process integration: A theoretical framework[J]. Journal of Business Logistics, 30 (2): 27-46.

CHEN I J, PAULRAJ A, 2004. Understanding supply chain management: Critical research and a theoretical framework [J]. International Journal of Production Research, 42(1): 131-163.

CHEN J, JIN W, DONG W S,et al, 2017. Effects of home-based telesupervising rehabilitation on physical function for stroke survivors with hemiplegia: A randomized controlled trial [J]. American Journal of Physical Medicine & Rehabilitation, 96(3): 152-160.

CHEN L, BAIRD A, STRAUB D,2020. A linguistic signaling model of social support exchange in online health communities[J]. Decision Support Systems, 130: 113233.

CHEN S, GUO X, WU T, et al, 2020. Exploring the online doctor-patient interaction on patient satisfaction based on text mining and empirical analysis [J]. Information Processing & Management, 57(5): 102253.

CHINTAGUNTA P K, CHU J, CEBOLLADA J, 2012. Quantifying transaction costs in online/off-line grocery channel choice[J]. Marketing Science, 31(1): 96-114.

DE LA TORRE-DÍEZ I, LÓPEZ-CORONADO M, VACA C, et al, 2015. Cost-utility and cost-effectiveness studies of telemedicine, electronic, and mobile health systems in the literature: A systematic review[J]. Telemedicine and E-Health, 21(2): 81-85.

DEVARAJ S, KRAJEWSKI L, WEI J C, 2007. Impact of E-business technologies on operational performance: The role of production information integration in the supply chain[J]. Journal of Operations Management, 25(6): 1199-1216.

DONABEDIAN A, 1988. The quality of care: How can it be assessed? [J]. The Journal of the American Medical Association, 260(12): 1743-1748.

DOYAL L, GOUGH I, 1991. A theory of human need[M]. London: Palgrave Macmillan Publishers: 49-75.

DRAPER M, COHEN P, BUCHAN H, 2001. Seeking consumer views: What use are results of hospital patient satisfaction surveys? [J]. International Journal for Quality in Health Care, 13(6): 463-468.

DROGE C, JAYARAM J, VICKERY S K, 2004. The effects of internal versus external integration practices on time-based performance and overall firm performance[J]. Journal of Operations Management, 22(6): 557-573.

DU Y, TANG Y, 2014. Study on the development of O2O E-commerce platform of China from the perspective of offline service quality [J]. International Journal of Business and Social Science, 5(4): 308-312.

DYER J H, CHU W, 2003. The role of trustworthiness in reducing transaction costs and improving performance: Empirical evidence from the United States, Japan, and Korea[J]. Organization Science, 14(1): 57-68.

DYER J H, SINGH H, 1998. The relational view: Cooperative strategy and sources of interorganizational competitive advantage [J]. Academy of Management Review, 23(4): 660-679.

EDLUND M J, YOUNG A S, KUNG F Y, et al, 2003. Does satisfaction reflect the technical quality of mental health care? [J]. Health Services Research, 38 (2): 631-645.

EMANUEL E J, EMANUEL L L, 1992. Four models of the physician-patient relationship[J]. The Journal of the American Medical Association, 267(16): 2221-2226.

ESTER M, KRIEGEL H P, SANDER J, et al, 1998. Clustering for mining in large spatial databases[J]. Künstliche Intelligenz, 12(1): 18-24.

FATIMA T, MALIK S A, SHABBIR A, 2018. Hospital healthcare service quality, patient satisfaction and loyalty: An investigation in context of private healthcare systems [J]. International Journal of Quality & Reliability Management, 35(6): 1195-1214.

FERREIRA D C, MARQUES R C, NUNES A M, 2018. Economies of scope in the health sector: The case of Portuguese hospitals[J]. European Journal of Operational Research, 266(2): 716-735.

FITZPATRICK R, 1991. Surveys of patients satisfaction: I-Important general considerations[J]. British Medical Journal, 302(6781): 887-889.

FLYNN B B, HUO B, ZHAO X, 2010. The impact of supply chain integration on performance: A contingency and configuration approach[J]. Journal of Operations Management, 28(1): 58-71.

GERMAIN R, IYER K N S, 2006. The interaction of internal and downstream integration and its association with performance [J]. Journal of Business Logistics, 27(2): 29-52.

GESELL S B, CLARK P A, MYLOD D E,et al, 2005. Hospital-level correlation between clinical and service quality performance for heart failure treatment[J]. Journal for Healthcare Quality, 27(6): 33-44.

GREENEICH D, 1993. The link between new and return business and quality of care: Patient satisfaction[J]. Advances in Nursing Science, 16(1): 62-72.

GREMLER D D, BROWN S W, 1996. Service loyalty: Its nature, importance, and implications[J]. Advancing Service Quality: A Global Perspective, 5(1): 171-181.

GRÖNE O, GARCIA-BARBERO M, 2001. Integrated care: A position paper of the WHO European Office for integrated health care services[J]. International Journal of Integrated Care, 1: 21.

GUO S, GUO X, FANG Y, et al, 2017. How doctors gain social and economic returns in online health-care communities: A professional capital perspective [J]. Journal of Management Information Systems, 34(2): 487-519.

GUO S, GUO X, ZHANG X,et al. Doctor-patient relationship strength's impact in an online healthcare community [J]. Information Technology for Development, 2018, 24(2): 279-300.

HALSTEAD D, 1989. Expectations and disconfirmation beliefs as predictors of consumer satisfaction, repurchase intention, and complaining behavior: An empirical study [J]. Journal of Consumer Satisfaction, Dissatisfaction and Complaining Behavior, 2(1): 17-21.

HAN H, GAO A, REN J, et al, 2016. An O2O service recommendation algorithm based on user context and trust service[A]. 2016 IEEE Trustcom/BigDataSE/ISPA[C]. Tianjin, China: IEEE: 1904-1909.

HE B, GUPTA V, MIRCHANDANI P, 2021. Online selling through O2O platform or on your own? Strategic implications for local brick-and-mortar stores[J]. Omega, 103: 102424.

HE B, MIRCHANDANI P, WANG Y, 2020. Removing barriers for grocery stores: O2O platform and self-scheduling delivery capacity[J]. Transportation

Research Part E: Logistics and Transportation Review, 141: 102036.

HE Z, CHENG T C E, DONG J, et al, 2016. Evolutionary location and pricing strategies for service merchants in competitive O2O markets[J]. European Journal of Operational Research, 254(2): 595-609.

HILL J, 1997. Patient satisfaction in a nurse-led rheumatology clinic[J]. Journal of Advanced Nursing, 25(2): 347-354.

HILLS R, KITCHEN S, 2007. Toward a theory of patient satisfaction with physiotherapy: Exploring the concept of satisfaction[J]. Physiotherapy Theory and Practice, 23(5): 243-254.

IRIBARREN S J, CATO K, FALZON L, et al, 2017. What is the economic evidence for mHealth? A systematic review of economic evaluations of mHealth solutions[J]. PLoS ONE, 12(2): e0170581.

IYER K N S, GERMAIN R, CLAYCOMB C, 2009. B2B E-commerce supply chain integration and performance: A contingency fit perspective on the role of environment[J]. Information & Management, 46(6): 313-322.

JAIPAUL C K, ROSENTHAL G E, 2003. Do hospitals with lower mortality have higher patient satisfaction? A regional analysis of patients with medical diagnoses[J]. American Journal of Medical Quality, 18(2): 59-65.

KANE L T, THAKAR O, JAMGOCHIAN G, et al, 2020. The role of telehealth as a platform for postoperative visits following rotator cuff repair: A prospective, randomized controlled trial[J]. Journal of Shoulder and Elbow Surgery, 29(4): 775-783.

KAO C, PANG R Z, LIU S T, et al, 2021. Optimal expansion paths for hospitals of different types: Viewpoint of scope economies and evidence from Chinese hospitals[J]. European Journal of Operational Research, 289(2): 628-638.

KAUFMAN R, 1997. Nobody wins until the consumer says, "I'll take it"[J]. Apparel Industry Magazine, 58(3): 14-16.

KENNY D, 1995. Determinants of patient satisfaction with the medical consultation[J]. Psychology and Health, 10(5): 427-437.

KODNER D L, SPREEUWENBERG C, 2002. Integrated care: Meaning, logic, applications, and implications-A discussion paper[J]. International Journal of Integrated Care, 2:12.

KOUFTEROS X A, CHENG T C E, LAI K H, 2007. "Black-box" and "gray-box" supplier integration in product development: Antecedents, consequences and the moderating role of firm size[J]. Journal of Operations Management, 25 (4): 847-870.

KOUFTEROS X, VONDEREMBSE M, JAYARAM J, 2005. Internal and external integration for product development: The contingency effects of uncertainty, equivocality, and platform strategy[J]. Decision Sciences, 36(1): 97-133.

KUMAR A, SHANKAR R, DEBNATH R M, 2015. Analyzing customer preference and measuring relative efficiency in telecom sector: A hybrid fuzzy AHP/DEA study[J]. Telematics and Informatics, 32(3): 447-462.

KUMAR N, SHANKER K, 2000. A genetic algorithm for FMS part type selection and machine loading [J]. International Journal of Production Research, 38(16): 3861-3887.

LEBOW J L, 1983. Research assessing consumer satisfaction with mental health treatment: A review of findings[J]. Evaluation and Program Planning, 6(3-4): 211-236.

LEDERER K, GALTUNG J, ANTAL D, 1980. Human needs: A contribution to the current debate[M]. Boston: Oelgeschlager, Gunn & Hain Publishers.

LI H, LIU K, GU J, et al, 2017. The development and impact of primary health care in China from 1949 to 2015: A focused review[J]. The International Journal of Health Planning and Management, 32(3): 339-350.

LI S, LIN B, 2006. Accessing information sharing and information quality in supply chain management[J]. Decision Support Systems, 42(3): 1641-1656.

LI X, KRUMHOLZ H M, YIP W, et al, 2020. Quality of primary health care in China: Challenges and recommendations [J]. The Lancet, 395 (10239):

1802-1812.

LI X, LU J, HU S, et al, 2017. The primary health-care system in China[J]. The Lancet, 390(10112): 2584-2594.

LIANG D, DAI Z, WANG M, 2021. Assessing customer satisfaction of O2O takeaway based on online reviews by integrating fuzzy comprehensive evaluation with AHP and probabilistic linguistic term sets[J]. Applied Soft Computing, 98: 106847.

LIKE R, ZYZANSKI S J, 1987. Patient satisfaction with the clinical encounter: Social psychological determinants[J]. Social Science & Medicine, 24(4): 351-357.

LIN C J, LEE T T, LIN C, et al, 2013. Establishing interaction specifications for online-to-offline (O2O) service systems[A]. Proceedings of the Institute of Industrial Engineers Asian Conference 2013 [C]. Singapore: Springer: 1137-1145.

LINDER-PELZ S, 1982. Toward a theory of patient satisfaction[J]. Social Science & Medicine, 16(5): 577-582.

LINDER-PELZ, S, 1982. Social psychological determinants of patient satisfaction: A test of five hypotheses[J]. Social Science & Medicine, 16(5): 583-589.

LIU C, YAO J, 2018. Dynamic supply chain integration optimization in service mass customization[J]. Computers & Industrial Engineering, 120: 42-52.

LONG Y, SHI P, 2017. Pricing strategies of tour operator and online travel agency based on cooperation to achieve O2O model[J]. Tourism Management, 62: 302-311.

MALINOWSKI B, 2015. A scientific theory of culture and other essays[M]. Chaple Hill: The University of North Carolina Press.

MANYAZEWAL T, 2017. Using the World Health Organization health system building blocks through survey of healthcare professionals to determine the performance of public healthcare facilities[J]. Archives of Public Health, 75

(1): 1-8.

MASLOW A H, 1943. A theory of human motivation[J]. Psychological Review, 50(4): 370-396.

MASLOW A H, 1954. Motivation and personality[M]. New York: Harper & Brothers Publishers.

MAY C, 2007. The clinical encounter and the problem of context[J]. Sociology, 41(1): 29-45.

MCCRACKEN L M, KLOCK P A, MINGAY D J, et al, 1997. Assessment of satisfaction with treatment for chronic pain[J]. Journal of Pain and Symptom Management, 14(5): 292-299.

MOLFENTER T, BOYLE M, HOLLOWAY D, et al. Trends in telemedicine use in addiction treatment[J]. Addiction Science & Clinical Practice, 2015, 10(1): 1-9.

MOORHEAD S A, HAZLETT D E, HARRISON L, et al, 2013. A new dimension of health care: Systematic review of the uses, benefits, and limitations of social media for health communication[J]. Journal of Medical Internet Research, 15(4): e85.

MORITA H, 2003. Analysis of economies of scope by data envelopment analysis: Comparison of efficient frontiers[J]. International Transactions in Operational Research, 10(4): 393-402.

NAIDU A, 2009. Factors affecting patient satisfaction and healthcare quality[J]. International Journal of Health Care Quality Assurance, 22(4): 366-381.

NAYLOR J B, NAIM M M, BERRY D, 1999. Leagility: Integrating the lean and agile manufacturing paradigms in the total supply chain[J]. International Journal of Production Economics, 62(1-2): 107-118.

OLIVER R L, 1980. A cognitive model of the antecedents and consequences of satisfaction decisions[J]. Journal of Marketing Research, 17(4): 460-469.

OLIVER R L. Cognitive, affective, and attribute bases of the satisfaction response[J]. Journal of Consumer Research, 1993, 20(3): 418-430.

OLIVER R L, 1977. Effect of expectation and disconfirmation on postexposure product evaluations: An alternative interpretation [J]. Journal of Applied Psychology, 62(4): 480-486.

Pan American Health Organization, 2011. Integrated health service delivery networks: Concepts, policy options and a road map for implementation in the Americas[R]. Washington, D. C. : PAHO.

PAN Y, WU D, OLSON D L, 2017. Online to offline (O2O) service recommendation method based on multi-dimensional similarity measurement [J]. Decision Support Systems, 103: 1-8.

PARASURAMAN A, ZEITHAML V A, BERRY L L, 1985. A conceptual model of service quality and its implications for future research[J]. Journal of Marketing, 49(4): 41-50.

PASCOE G C, 1983. Patient satisfaction in primary health care: A literature review and analysis[J]. Evaluation and Program Planning, 6(3-4): 185-210.

PERRY M K, 1989. Vertical integration: Determinants and effects [J]. Handbook of Industrial Organization, 1: 183-255.

PHANG C W, TAN C H, SUTANTO J, et al, 2014. Leveraging O2O commerce for product promotion: An empirical investigation in mainland China[J]. IEEE Transactions on Engineering Management, 61(4): 623-632.

POWER D, 2005. Supply chain management integration and implementation: A literature review[J]. Supply Chain Management: An International Journal, 10 (4): 252-263.

QIU Y, GU D, ZHANG H, et al, 2021. Two-stage matching decision-making method in medical service supply chain[J]. International Journal of Logistics Research and Applications: 1-16.

RAI A, PATNAYAKUNI R, SETH N, 2006. Firm performance impacts of digitally enabled supply chain integration capabilities [J]. MIS Quarterly: 225-246.

REIDENBACH R E, SANDIFER-SMALLWOOD B, 1990. Exploring perceptions of hospital operations by a modified SERVQUAL approach[J]. Journal of Health Care Marketing, 10(4): 47-55.

RISSER N L, 1975. Development of an instrument to measure patient satisfaction with nurses and nursing care in primary care settings[J]. Nursing Research, 24(1): 45-52.

RUGGERI M, DALL′AGNOLA R, 1993. The development and use of the Verona Expectations for Care Scale (VECS) and the Verona Service Satisfaction Scale (VSSS) for measuring expectations and satisfaction with community-based psychiatric services in patients, relatives and professionals [J]. Psychological Medicine, 23(2): 511-523.

SANDERS N R, 2008. Pattern of information technology use: The impact on buyer-suppler coordination and performance [J]. Journal of Operations Management, 26(3): 349-367.

SCHMALENSEE R, 1973. A note on the theory of vertical integration [J]. Journal of Political Economy, 81(2, Part 1): 442-449.

SCHOENHERR T, SWINK M, 2012. Revisiting the arcs of integration: Cross-validations and extensions[J]. Journal of Operations Management, 30(1-2): 99-115.

SHEN C, CHEN M, WANG C, 2019. Analyzing the trend of O2O commerce by bilingual text mining on social media[J]. Computers in Human Behavior, 101: 474-483.

SO K C, 2000. Price and time competition for service delivery[J]. Manufacturing & Service Operations Management, 2(4): 392-409.

SRINIVASAN V, PARK C S, 1997. Surprising robustness of the self-explicated approach to customer preference structure measurement [J]. Journal of Marketing Research, 34(2): 286-291.

STANISZEWSKA S, AHMED L, 1998. Patient expectations and satisfaction with health care[J]. Nursing Standard, 12(18): 34-38.

STANK T P, KELLER S B, DAUGHERTY P J, 2001. Supply chain

collaboration and logistical service performance [J]. Journal of Business Logistics, 22(1): 29-48.

SU M, ZHANG Q, BAI X, et al, 2017. Availability, cost, and prescription patterns of antihypertensive medications in primary health care in China: A nationwide cross-sectional survey[J]. The Lancet, 390(10112): 2559-2568.

SYARIF A, YUN Y S, GEN M, 2002. Study on multi-stage logistic chain network: A spanning tree-based genetic algorithm approach[J]. Computers & Industrial Engineering, 43(1-2): 299-314.

TCHERO H, TABUE-TEGUO M, LANNUZEL A, et al, 2018. Telerehabilitation for stroke survivors: Systematic review and meta-analysis [J]. Journal of Medical Internet Research, 20(10): e10867.

THOMPSON A G H, SUNOL R, 1995. Expectations as determinants of patient satisfaction: Concepts, theory and evidence [J]. International Journal for Quality in Health Care, 7(2): 127-141.

TORO-DÍAZ H, MAYORGA M E, CHANTA S, et al, 2013. Joint location and dispatching decisions for emergency medical services [J]. Computers & Industrial Engineering, 64(4): 917-928.

TRIPSAS M, 2008. Customer preference discontinuities: A trigger for radical technological change[J]. Managerial and Decision Economics, 29(2-3): 79-97.

TSAI T M, WANG W N, LIN Y T, et al, 2015. An O2O commerce service framework and its effectiveness analysis with application to proximity commerce[J]. Procedia Manufacturing, 3: 3498-3505.

TSENG M L, LIM M K, WONG W P, et al, 2018. A framework for evaluating the performance of sustainable service supply chain management under uncertainty[J]. International Journal of Production Economics, 195: 359-372.

VICKERY S K, KOUFTEROS X, DROGE C, 2013. Does product platform strategy mediate the effects of supply chain integration on performance? A dynamic capabilities perspective [J]. IEEE Transactions on Engineering Management, 60(4): 750-762.

WANG M，YAO J，2021. A reliable location design of unmanned vending machines based on customer satisfaction[J]. Electronic Commerce Research：1-35.

WANG X，ZHAO K，STREET N，2014. Social support and user engagement in online health communities[A]. International Conference on Smart Health[C]. Beijing，China：Springer：97-110.

WARE JR J E，SNYDER M K，WRIGHT W R，et al，1983. Defining and measuring patient satisfaction with medical care[J]. Evaluation and Program Planning，6(3-4)：247-263.

WILD D M G，KWON N，DUTTA S，et al，2011. Who's behind an HCAHPS score? [J]. The Joint Commission Journal on Quality and Patient Safety，37(10)：461-468.

WILLIAMS S，WEINMAN J，DALE J，et al，1995. Patient expectations：What do primary care patients want from the GP and how far does meeting expectations affect patient satisfaction? [J]. Family Practice，12(2)：193-201.

WILLIAMSON O E，1979. Transaction-cost economics：The governance of contractual relations[J]. The Journal of Law and Economics，22(2)：233-261.

WU C C，2011. The impact of hospital brand image on service quality，patient satisfaction and loyalty[J]. African Journal of Business Management，5(12)：4873-4882.

XIA，X. ，ZHU，J，2014. The study of O2O business model development strategy in SMEs[J]. International Journal of Business and Social Science，5(9)：296-299.

XIAO S，DONG M，2015. Hidden semi-Markov model-based reputation management system for online to offline (O2O) E-commerce markets[J]. Decision Support Systems，77：87-99.

YANG H，GUO X，WU T，2015. Exploring the influence of the online physician service delivery process on patient satisfaction[J]. Decision Support Systems，78：113-121.

YANG Y, ZHANG X, LEE P K C, 2019. Improving the effectiveness of online healthcare platforms: An empirical study with multi-period patient-doctor consultation data[J]. International Journal of Production Economics, 207: 70-80.

YAO J M, 2017. Supply chain resources integration optimisation in B2C online shopping [J]. International Journal of Production Research, 55 (17): 5079-5094.

YAO J, DENG Z, 2016. Dynamic resource integration optimisation of global distributed manufacturing: An embeddedness-interaction perspective [J]. International Journal of Production Research, 54(23): 7143-7157.

YAO J, SHI H, LIU C, 2020. Optimising the configuration of green supply chains under mass personalisation[J]. International Journal of Production Research, 58(24): 7420-7438.

YIP W, FU H, CHEN A T, et al, 2019. 10 years of health-care reform in China: Progress and gaps in universal health coverage[J]. The Lancet, 394(10204): 1192-1204.

ZEITHAML V A, BERRY L L, PARASURAMAN A, 1988. Communication and control processes in the delivery of service quality [J]. Journal of Marketing, 52(2): 35-48.

ZGIERSKA A, RABAGO D, MILLER M M, 2014. Impact of patient satisfaction ratings on physicians and clinical care[J]. Patient Preference and Adherence, 8: 437.

ZHANG J, 2014. Customer loyalty forming mechanism of O2O E-commerce[J]. International Journal of Business and Social Science, 5(5), 164-169.

ZHAO L, HUO B, SUN L, et al, 2013. The impact of supply chain risk on supply chain integration and company performance: A global investigation[J]. Supply Chain Management: An International Journal, 18(2): 115-131.

ZHOU A, ZHOU S, CAO J, et al, 2000. Approaches for scaling DBSCAN algorithm to large spatial databases [J]. Journal of Computer Science and

Technology，15(6)：509-526.

ZHOU T，LU Y，WANG B，2009. The relative importance of website design quality and service quality in determining consumers' online repurchase behavior[J]. Information Systems Management，26(4)：327-337.

ZHOU W J，WAN Q Q，LIU C Y，et al，2017. Determinants of patient loyalty to healthcare providers：An integrative review[J]. International Journal for Quality in Health Care，29(4)：442-449.